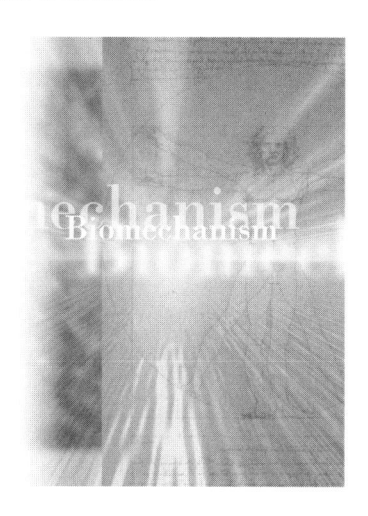

バイオメカニズム・ライブラリー

生体情報工学

バイオメカニズム学会編
赤澤堅造――【著】

Biomechanism Library
Biological Information Engineering
Akazawa Kenzo

東京電機大学出版局

バイオメカニズム・ライブラリー発刊の趣旨

　バイオメカニズムとは，人間を含む生物の形態・運動・情報および機能との関係を，工学や医学・生物学などのさまざまな方法論で解析し，その応用を図る学問分野です．同様の研究領域を持つバイオメカニクスと対比させれば，単なる力学的解析ではなく，生物が本質的に内在している「機構」がキーワードになっているといえます．このこだわりが，その後，ロボット工学やリハビリテーション工学に大きく発展することになりました．

　バイオメカニズム学会の創立は1966年で，この種の境界領域を扱う学会としてはもっとも古く，隔年で出版される「バイオメカニズム」は，この分野を先導するとともに，そのときどきの興味と学問水準を表す貴重な資料にもなっています．

　バイオメカニズム・ライブラリーは多岐にわたるバイオメカニズムの方法論や応用例をわかりやすく解説し，これまでに蓄積されたさまざまな成果を社会に還元してさらに新たな挑戦者を養成するために企画されました．これからの高齢化社会で必要とされる身近な介護一つをとっても，バイオメカニズムの方法が負担の軽減や新たな商品開発に多くの示唆をもたらします．生物の仕組みを学ぶこのライブラリーが，これからの社会に求められるより柔軟な発想の源泉になれば幸いです．

バイオメカニズム学会
ライブラリー編集委員会

はじめに

　科学技術が進むにつれて人間との関りは一層緊密になり，エンジニアとして生体についての基礎的な知識を備えておくことが必要となってきている．ヒトにやさしい機械をつくろうとしたとき，人間についての知識が不足していたのでは，行き届いた設計はできないであろう．また，現在の進んだ技術をもってしても，到底及ばないような優れた機能が生体には多くある．科学技術は生体から多くを学ぶことができる．

　生体情報工学は，生体情報のセンシング・処理・制御を対象とする工学の分野である．生体情報といっても，遺伝情報から，細胞・器官・生体システムの情報，人間の心理的なものまで，ミクロからマクロなレベルまでさまざまである．電気，電子，通信，情報，機械，システムなどの理工学系の教育を受けた者にとっては，独学でこれらを理解するのはかなりの困難が伴う．

　本書は，理工学系の学部上級生および大学院生向けの教科書として，できるだけ平易に書いたものである．1990年から生体情報工学を学部学生および大学院生に教えてきた．生物にほとんどなじみのない工学部学生に生体情報工学への知的な興味を抱かせるため，毎年悩みながら資料をつくり，講義をしてきた．本書は，それらをまとめたものである．生体機能を理解するだけでなく，工学との関連がわかるよう課題を設定した．課題はさまざまであり，自らの専門に応じて，適切なものを選べばよい．また章の初めに，身近な例をあげ導入部とした．

　生体情報工学をより深く知りたい人は，この本を学んだあとで別の書物によって勉強をしてほしい．最後に，ご指導頂いた先生方と研究室の諸兄に深謝．

　　2001年3月　　　　　　　　　　　　　　宝塚の自宅にて　著者しるす

目　次

第1章　序　論 1
1.1　生体情報工学 1
1.2　機械と生体の比較例：カメラの手ぶれ補正と前庭動眼反射 4
1.3　生体システムの特徴 7
1.4　ヒューマンインターフェース 11
1.5　生体情報工学の役割 13
1.6　課　題 14

第2章　センシングとシミュレーション 15
2.1　X線CT 15
2.2　生体センシング技術の基礎 17
2.3　モデル化とシミュレーション 23
2.4　課　題 27

第3章　細胞膜と活動電位の発生 29
3.1　ししおどし 29
3.2　細胞膜の構造と静止電位 30
3.3　細胞膜の電位変化 32
3.4　活動電位のセンシング 36
3.5　課　題 37

第4章　受容器と感覚情報　　38

- 4.1　ロータリーエンコーダとマウス　　38
- 4.2　感覚とその種類　　39
- 4.3　感覚情報の符号化　　40
- 4.4　感覚の一般的な性質　　44
- 4.5　工学センサとの比較　　46
- 4.6　課　題　　47

第5章　ニューロン　　48

- 5.1　アクティブな非線形素子：真空管　　48
- 5.2　ニューロンの構造と興奮　　49
- 5.3　ニューロンのモデル　　53
- 5.4　線形しきい値素子モデルの応用例　　55
- 5.5　課　題　　57

第6章　神経回路と脳　　59

- 6.1　フリップフロップ　　59
- 6.2　神経の結合様式　　60
- 6.3　側抑制　　63
- 6.4　脳の構造と機能　　65
- 6.5　課　題　　69

第7章　記憶・学習とニューロコンピューティング　　70

- 7.1　鍛　錬　　70
- 7.2　神経系の学習の本質　　71
- 7.3　シナプスの可塑性の例　　73
- 7.4　ニューロコンピューティング　　75

7.5	ニューロコンピュータの例	76
7.6	課　題	80

第8章　筋の収縮と張力制御の神経機構　81

8.1	形状記憶合金と筋	81
8.2	筋の収縮と力学的特性	82
8.3	張力の随意制御	87
8.4	人工のアクチュエータ	90
8.5	課　題	91

第9章　運動の機構と神経制御　92

9.1	パンクした自転車	92
9.2	脳による筋張力とスティフネスの調節	93
9.3	運動サーボ	96
9.4	運動の中枢プログラム	101
9.5	人工の手	102
9.6	課　題	103

第10章　触　圧　覚　104

10.1	道具と感覚	104
10.2	触圧覚受容器の構造と応答特性	105
10.3	高位中枢における触圧覚の情報伝達と情報処理	108
10.4	感覚代行	112
10.5	課　題	114

第11章　視覚系の情報処理　115

11.1	アニメーション	115
11.2	眼	117

11.3 外側膝状体と視覚野の情報処理 119
11.4 視覚の心理現象 123
11.5 画像処理のフィルタ 126
11.6 課　題 128

第12章　聴覚系の情報処理と音声 130
12.1 静かさと音 130
12.2 聴覚器官の構造と聴覚の神経機構 131
12.3 聴覚の心理物理的特性 135
12.4 音声の解析 137
12.5 課　題 141

第13章　遺伝子と進化 142
13.1 技術の継承 142
13.2 遺伝子とタンパク質 143
13.3 進化論的計算論 149
13.4 課　題 152

付録　補習課題 153
参考文献 158
索　引 165

■**本書の詳しい内容と講義用補助教材について**

　もう少し勉強をしたい方のために，本書のより詳しい内容を提供しています．
また，本書を教育機関における講義で使用される場合，講義担当者の方を対象に，
著者使用の補助教材（1分前後のビデオ）を無償で提供いたします．
　東京電機大学出版局　http://www.tdupress.jp/
　　［トップページ］→［ダウンロード］→［(その他のダウンロード)
　　バイオメカニズム・ライブラリー　生体情報工学］

第1章
序　論

　三十数億年以上の進化の過程を経て獲得した生体のもつ英知(生命維持のための恒常性保持や効率的な物質代謝，脳の統合的な制御による高度な運動機能，学習，記憶，推論などの高次情報処理機能など)を学び，そこから人類にとって真に有用な技術を生み出すことが，工学に課せられた使命の一つであるように思える．

　具体的には，まず生体機構のもつ巧妙さを正しく認識し，評価することにより，未来技術，ひいては未来の人間社会のありかたに関する大きな示唆を得ることができよう．工学の立場から，生体機構を理解し，そして評価することにより，その良い点を手本として技術を発展させることができ，またさらには生物を超えた技術あるいは生物と共生しての技術の発展へとつながるであろう．生体情報工学の目的とするところはここにある．

　本章では生体情報の計測，処理，制御を扱う生体情報工学は，具体的にどのようなことを対象としているのか概観する．

1.1　生体情報工学

　生体情報工学は，生体情報の計測，処理，制御を工学の立場から取り扱う学問である．図1.1に示すように，工学と生物学・医学の学際領域である生体工学，医用工学があり，広範囲にエネルギー，材料，情報・システムを対象とする．生体情報工学は，そのうちの情報・システムを主として取り扱う学問である．また

```
        工学
    ┌─────────┐        ┌─────────┐        ┌─────────┐
    │材料，エネルギー│        │  医 学  │        │         │
    │情報・制御・システム│    │  生物学  │        │         │
    └─────────┘        │  心理学  │        └─────────┘
                      └─────────┘              (b)
         (a)
                  ┌─────────┐
                  │         │← 生体工学
                  │         │  医用工学
                  │         │  認知工学
         生体情報工学 →│         │
                  └─────────┘
                      (c)
```

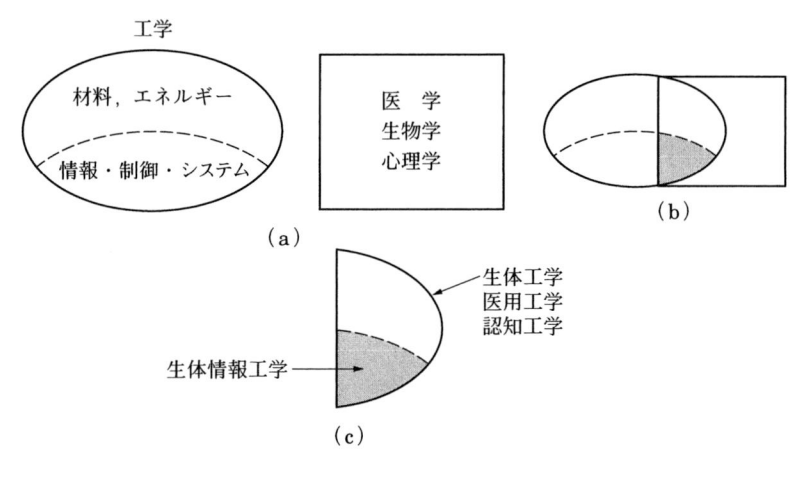

図 1.1　生体情報工学

ヒトの情報処理をマクロな立場から取り扱う心理学，認知科学と工学の学際領域に認知工学がある．生体情報工学は，この領域も含むことになる．その生い立ちをながめてみよう．

1　電池と神経と筋

　古く，ローマ時代，痛みの軽減に電気魚の放電を利用することが提言されているが，生物そのものの電気現象についての研究は，18世紀末の有名な**ガルバーニ**の実験から始まる（図1.2）．生体での発電現象が生物一般における基礎的な生命現象であることは現在では周知の事実であるが，それが認識され始めるようになったのは，ガルバーニによるカエルの神経筋標本を用いた実験からである．下肢のけいれん（筋収縮）を起こさせるさまざまな実験の後，生体内に発電あるいは蓄電があるとして，ガルバーニは**"動物電気"**を提唱した（1791年）．

　動物電気の実体が解明されるには，その後の長い年月が必要であった．ガルバーニの仕事により電気生理学の道が開かれた．一方，ボルタは，この実験に注目して，ボルタの電池を発明した（1800年）．ボルタの名は電圧の単位（V：ボルト）として用いられている．

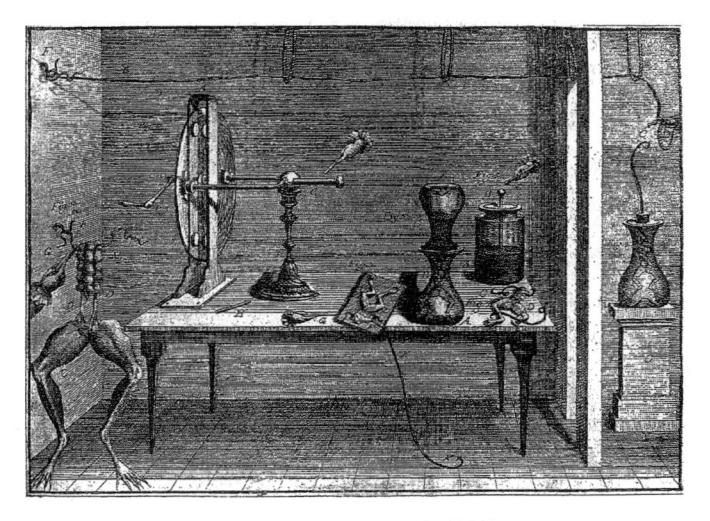

図 1.2　ガルバーニの実験風景

2　サイバネティクス

1940年代に**ウイーナ**は，ギリシャ語の舵手に由来する**サイバネティクス**を提唱した．"生物と工学機械の間の通信と制御という共通する概念"である．生物と機械において，情報の伝達は類似していることに着目し，工学分野で発達した理論や手法を生物科学に導入して情報という立場で生物をとらえようとする学問である．

3　人工知能

1950年代に人工知能が登場する．人工知能には，計算機を実験道具として人間の知能に関する知見を得ることを目的とする科学的な側面と，計算機をより知的にすることを目的とする工学的な側面がある．

4　医用工学

医用工学は，1950年代の急速な勢いで進歩していたエレクトロニクス技術を医学の世界に導入することから始まった．この分野は急速に発展し，医学を支え

るため，工学のほとんどの分野が関係するようになった．X線CT(2章参照)，MRI(磁気共鳴画像)，超音波診断装置，心電計，内視鏡などの診断装置，放射線治療，レーザ，電気などを用いた治療機器，人工心臓，人工関節などの人工臓器，医用画像伝送・表示，カルテの管理などの医療情報システムに見られるように，工学技術は薬剤とともに現在の医療を支える重要な柱になっている．また，神経や麻痺した筋を外部から電気的に刺激して，失われた機能を再建する機能的電気刺激は，これからの医用工学の重要な分野である．

5　生体工学

　生物のもつすぐれた機能を学び，あるいは生体に関する知識を利用して工学を発展させようとする学問が**生体工学**である．1960年代に，アメリカで提唱された学問，バイオニクスと基本は同一である．パーセプトロン(パタン認識を行う学習機械，7章参照)が発表されている．このほかに，人間の視覚に関する知識はテレビジョンの設計の基礎となり，人間の運動制御能力に関する知識はクレーン，人工の腕や自動車などの制御系設計に役立っている．

　生体工学と医用工学は，それぞれめざすところが違うので厳密には分けて考えた方がよいが，研究者や手法として共通の面が多いので，まとめて**医用生体工学**と呼ばれることが多い．

1.2　機械と生体の比較例：カメラの手ぶれ補正と前庭動眼反射

1　カメラの手ぶれ補正

　カメラの手ぶれ防止の仕組みと前庭動眼反射を取り上げて，生体システムと機械を比較してみよう．手ぶれが原因でぼけた写真になったり，カメラ一体型VTRの映像が見えにくい場合がよくある．**手ぶれ補正**のシステムが開発され，広く使われるようになった．基本的には①手ぶれの検出，②手ぶれの補正，の二

つの機能が必要である．カメラに搭載されたシステム[69]を紹介する．

原理は図1.3の通りである．図(c)に示すように，カメラが傾いたとき，手ぶれ補正光学系を矢印の方向にシフトすることで，点Aはフィルム面のセンターの点A′の位置に保つことができる．具体的には，角速度センサを用いてカメラの左右方向と上下方向の手ぶれの角速度を検出する．検出された角速度に応じて，モータを駆動し，手ぶれ補正光学系を制御する．

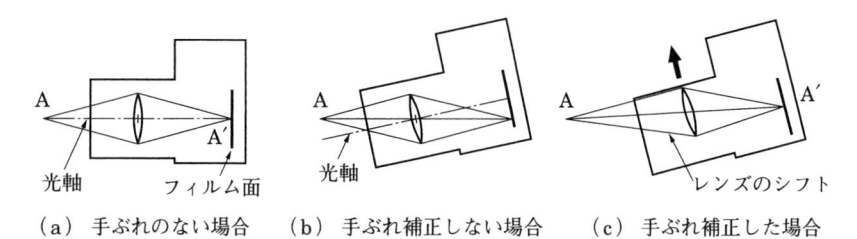

(a) 手ぶれのない場合　　(b) 手ぶれ補正しない場合　　(c) 手ぶれ補正した場合

図1.3　手ぶれ補正のためのシフト方式の原理

2　前庭動眼反射

生体システムでは，感覚器が外部からの刺激を受容して信号を中枢に送り，中枢では送られてきた信号を処理した後，効果器に指令を出し，行動を起こす(図1.4)．中枢と感覚器，効果器との間に**遠心性**(中枢から末梢への)および**求心性**(末梢から中枢への)の神経連絡がある．**前庭動眼反射**という刺激反応系を例にしてその働きを説明する．

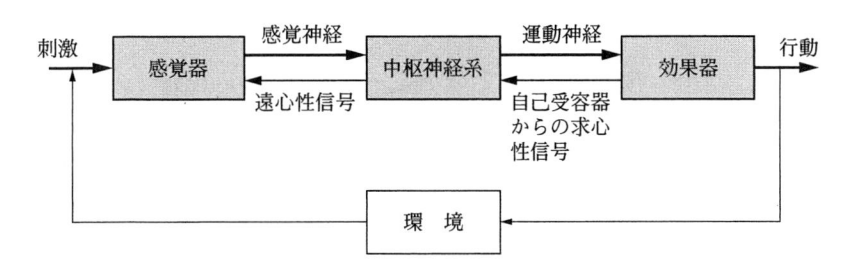

図1.4　センシングから行動までの情報の流れ

頭を右に回転させると，視線方向も右に回転する．ものをぶれずに見るためには，眼球を左に回転させることが必要である．前庭動眼反射はこの補償を行う．**前庭器官**(三半器官)により頭の動きが検出され，その信号からどれだけ眼球を動かせば網膜上の像がぶれないかが神経系で計算され，動眼神経細胞に送られ，動眼筋を収縮させて，眼球が動かされる(図1.5(a))．

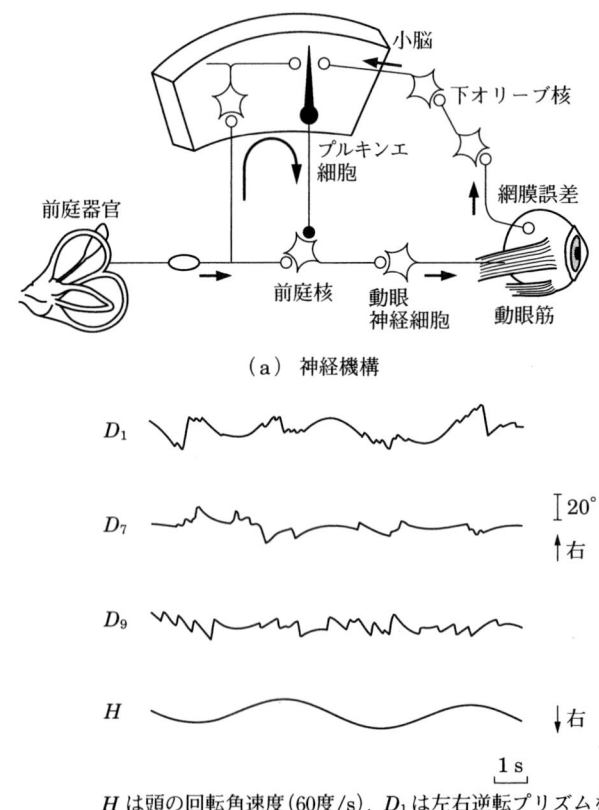

（a）神経機構

H は頭の回転角速度(60度/s)，D_1 は左右逆転プリズムを装着前，D_7, D_9 は装着後7日目，9日目の眼球の回転角度[35)]

（b）正弦波状頭部回転に対する眼球運動

図1.5　前庭動眼反射の神経機構と応答

計測結果の一例を図(b)に示す．曲線 H のようにヒトの頭を左右に正弦波状に回転させ，そのときの**眼球運動**(頭部に対する回転角度)を計測している．結果を曲線 D_1 に示す．頭部回転と同じ周波数のゆっくりとした動きが見られる．これが前庭動眼反射による成分で，眼球は頭部とは逆の方向に回転している．頭を動かすと，このような反射が働き，網膜上の像のぶれの補正に役立っているのであろう．カメラの手ぶれ補正のメカニズムが，この前庭動眼反射に類似していることがわかる．

　おもしろい実験がある．ヒトに左右が逆になるメガネをかけて日常生活を送らせ，前庭動眼反射を調べている[35]．この場合，ものを見るには反射はじゃまになり，ないほうがよい．メガネ装着の1週間後の眼球運動を計測した結果が図1.5曲線 D_7 である．前庭動眼反射による眼球運動の振幅が，曲線 D_1 より小さくなっている．環境変化が起きたので，それに対する適応が生じているわけである．なお，メガネをはずすとまたもとにもどる(D_9 はその途中)．

　この系は実は，開ループ制御系になっている．信号の流れは，前庭器官→前庭核→動眼神経細胞→動眼筋である．反射弓の出力である眼球の動き(視線)は入力側の前庭器官では検出できない．小脳は前庭器官からの信号を受け，プルキンエ細胞から前庭核へ抑制性の信号を送っている．頭が動いたとき，抑制性信号をどれだけ出力すれば適切な眼球運動が起こるかを計算している．パーセプトロンと同様の学習機械であるといわれている．視野にぶれが生じたかどうかを教える教師信号は下オリーブ核からの視覚情報である．

1.3　生体システムの特徴

　ヒトは，感覚器により外部環境をセンシングし，脳で考え，判断し，そして声を出したり，手足を動かして環境に働きかける．図1.6は生体機能を脳を中心として，二つの神経系に着目して図示したものである．生体システムを神経系によって分けると，運動や知覚のような動物性機能に関する**体性神経系**と呼吸，循環などの植物性機能に関係した**自律神経系**に分けられる．植物性機能は生物の内部

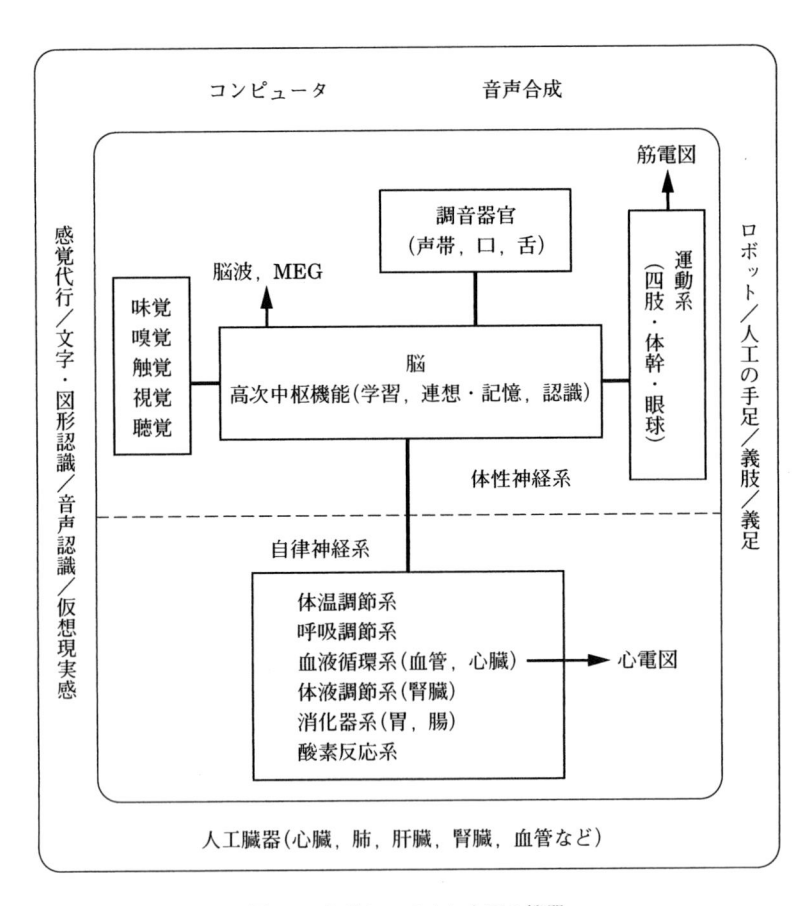

```
                    コンピュータ           音声合成

                                                    筋電図
                                                      ↑
                              調音器官
                             (声帯, 口, 舌)         運
  感                                                動
  覚          味          脳波, MEG                  系    ロ
  代          覚           ↑                      （    ボ
  行          嗅                                   四    ッ
  ／          覚           脳                      肢    ト
  文          触        高次中枢機能(学習, 連想・記憶, 認識)  ・    ／
  字          覚                                   体    人
  ・          視                                   幹    工
  図          覚                                   ・    の
  形          聴                                   眼    手
  認          覚                  体性神経系           球    足
  識                                              ）    ／
  ／    ─ ─ ─ ─ ─ ─ ─ ─ ─ ─ ─ ─ ─ ─ ─ ─ ─ ─ ─ ─ ─ ─ ─ ─ ─ ─ ─    義
  音                       自律神経系                     肢
  声                                                  ／
  認              体温調節系                            義
  識              呼吸調節系                            足
  ／              血液循環系(血管, 心臓)    → 心電図
  仮              体液調節系(腎臓)
  想              消化器系(胃, 腸)
  現              酸素反応系
  実
  感
               人工臓器(心臓, 肺, 肝臓, 腎臓, 血管など)
```

図 1.6　生体システムと人工の機器

状態を一定に保つ，恒常性(ホメオスタシス)と密接に関連し，意思の支配を受けていない．

　図の外側には，文字認識，音声認識，手足の機能を代行する機器，人工臓器など，人工の機器の代表的なものを示す．盲人のため，文字情報を皮膚振動により伝達する機器は感覚代行の一例としてあげることができる．

　生体の特性は人工のものと種々の点で差異がある．その原因の一つは生体が多数の器官が有機的につながった生き物であること，他は各器官の物理化学的な特

8　　I 章：序　論

性によるものである．生体の特徴を表1.1に列挙した．そのいくつかについて考えてみよう．

表1.1 生体システムの特徴

個と種	システム構成
1. 生命と死	12. 多素子
2. 生殖法の獲得	13. 多重フィードバック
3. ホメオスタシス	14. 階層構造
4. 生化学的過程	15. 協調制御
5. 神経系と内分泌系	
6. 進化	
機　能	特　性
7. 形態変化	16. 非線形性
8. 最適性と適応性	17. むだ時間
9. 冗長性	18. 疲労
10. 記憶，学習，認識	19. 興奮と抑制
11. リズム	20. 加重

1　恒常性

　生体の特徴としてしばしば指摘されることは，生体の中に相対的な**恒常性**(**ホメオスタシス**)が保たれていることである．たとえば，哺乳動物が生物界に君臨することができたのは，体温調節能力が発達したためである．これは，単に体内の諸反応が一定の反応速度を維持しているだけでなく，外界の気象変化に適応する能力が非常にすぐれているからである．

2　最適性と適応性

　工学において最適とか適応という概念が導入されたのは比較的新しいが，生体においてはごく自然に行われている調節動作である．最適性を考える場合，生体ではトータルシステムとして考察する必要がある．たとえば，心臓はパルス型のポンプである．ポンプのみを対象とすると，連続的に動作する方が能率が良い．しかし柔軟な血管の中を流れさせるため，そして代謝の面からもパルスのほうが良いとされている．つまりポンプのみでみると能率が悪いが，循環系というトー

タルシステムでみると能率の良いものとなっている．

　生体での適応性は時間でみれば，秒の単位の生理的なものから年の単位の代謝的なもの，そして世代の長さを示すものまで種々ある．

　生理的な適応性には体温調節のようなホメオスタシスだけでなく，動物的な機能にもある．たとえば，暗順応，瞳孔反射はよく経験することであり，前庭動眼反射はすでに述べた通りである．これらは秒単位の適応である．

3　非線形性

　生体の各要素の特性は，厳密な意味では何らかの非線形性を示す．飽和，しきい値*，ヒステリシス，適応，学習などである．生体システムの機能解明は**非線形性**をぬきにしては考えられないといっても過言ではない．生体の魅力の一つはここにあるのかも知れない．たとえば，感覚の大きさと刺激の強さの間には対数あるいはべき関数の法則が成立する．この特性は，刺激の強さが広い範囲にわたって変動しても，生体がそれを知覚できるという機能を発揮させている．ニューロンにはしきい特性があり，それは入力を二つのクラスに分けることに使われる可能性がある．

4　リズム

　生体には非常に多くの**リズム現象**がみられ，1周期が数 ms から数年程度のものまである．心臓の拍動，手足にみられる約 10 Hz の微小な振動，呼吸運動，体温，1日のうちの腎臓や肝臓の代謝機能，生体時計など，リズムは生命体のしるしであるようにみえる．このようなリズムはどのようにして形成されているであろうか．自発的なリズム興奮性がある細胞として心臓や内臓臓器の一部にみられる"歩調とり細胞"が代表である．他のものは，個々の細胞には自発的リズム形成の作用がないが，細胞の集団となって，あるシステムを形成したとき，周期的に興奮するようになる．

　＊　閾値は，生理学などでは「いき値」，情報工学などでは「しきい値」とされる．ここでは，後者を採用する．

5 工学からみた特徴

　生体のもつ良さは，ある機能がきわめて良いといったものでなく，全体のバランスが非常に良いことにある．また，機械の"かたさ"の対極として，"柔らかさ"がある．環境に対して機動的で順応性があり，フレキシブルな機能を備えている．このような巧妙さは長い間の進化によって獲得された成果である．ただし，理想的なものではない．見方によれば，そこにはいくつかのむだや欠陥がある．工学の立場から，生体のメカニズムを理解し，評価することにより，その良い点を手本として技術を発展させることができ，さらには生物を超えた技術あるいは生物と共生しての技術を生むことになる．

1.4　ヒューマンインターフェース

　人間と機械のシステムの例として，自動車を考えてみよう（図1.7）．人間は，メータなどを見て（センシング）→脳で判断をし（処理）→手足でハンドル，アクセルを操作をする（アクチュエーション）．自動車（機械）の方にも，センシング，処理，アクチュエーションという情報の流れがあるが，方向は逆である．ハンドル，アクセルに与えられた情報を入力として取り入れ，その内容，量に応じて，エンジン，ステアリングなどが反応し，自動車はある方向にある速度で動き，その結果がメータに表示される．人間と機械が，閉ループになっている．そこでは，ハードウエア，ソフトウエアそして心理の面で適合がとれたインターフェースが望ましい．実際に，表示器であるメータは見やすくしているし，自動車は人間が運転できる範囲に収まるように設計され，そして運転しやすいように工夫されている．

　われわれは日常生活において，パソコンなどの電子機器を操作したり，自動車の運転をしたり，工場，事務所においては専門の機械を操作している．人間に合う機械，ヒトにやさしい機械を考案し，構築することがエンジニアに求められている．

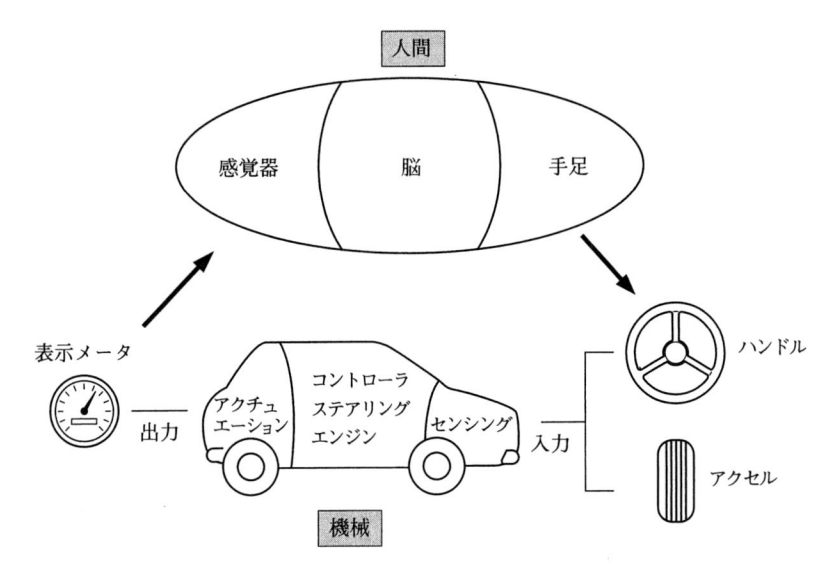

図 1.7　人間機械系の例

　その場合，人間と機械のそれぞれにすぐれた点があり（表 1.2），人間と機械のそれぞれの特徴をいかすことが必要である．表 1.3 に示すように，**ヒューマンインターフェース**には 3 種類がある．

　ハードウエアは，たとえば，椅子，机，ベッドの大きさ，形などがどうヒトにフィットするかを取り扱う．ソフトウエアでは，脳への適合を対象とし，認識，反射などの機能を知り，それを活用することに関わる．ハートウエアは，心への適合を対象とし，環境の快適性，ストレスといった感性，感情（快適，不快）など

表 1.2　人間と機械の優劣

人間のすぐれた点	機械のすぐれた点
1. 融通性がある	1. 物理的発生力が大きい
2. 多目的活動が可能	2. 高速度化が可能
3. 学習能力が高い	3. 連続稼働が可能
4. 総合的判断力が高い	4. 性能の恒常性がある
5. 選択的な理由づけが可能	5. 耐久性が高い
6. 課題解決の能力がある	6. 信頼性が高い
7. 柔軟である	7. 精度が高い

表 1.3 ヒューマンインターフェース

ハードウエア	身体への適合	大きさ，形など
ソフトウエア	脳への適合	認識，反射など
ハートウエア	心への適合	感性，感情など

を取り扱う．

このように，ヒューマンインターフェースでは，人間の特性についての深い理解が必要である．

1.5　生体情報工学の役割

　生体情報工学は以上述べたように工学と生物学，医学，心理学の学際的な広範な領域に関係している．各種機器の人体への影響を調べたり，ヒトにやさしい設計をしたり，環境問題を考慮する必要は今後さらに強まる．

　生体情報工学の関係する分野では，単に工学技術を生体へ導入することで問題が解決するというわけにはいかない．通常はそれほど簡単ではない．問題に直面したとき，工学者と医学，生物学の専門家との対話が必要となる．ここでは，相互に踏み込んだ形での議論と取り組みをすることになり，生体情報工学の知識が要求される．ヒトにやさしい機器，生体の機能を応用した機器を開発する仕事に従事することがあろう．実現はそれほど容易ではなく，生体に関する知識が大いに役立つ．

　"生物に学ぶ"という言葉がよく使われているが，表面的なものが多い．今や，機器に記憶する機能を組み込んだこと（ICメモリを使用）で，生物に学ぶとはいわないし，最適化における演算の繰り返しを実行するだけで，生物の学習に"学ぶ"とはいわない．しかし，残念なことに現実にはこれに類したことが多い．

　本書では，工学の立場から，特に，計測，処理，情報，制御という立場から生体の機能をながめていくことにする．工学との比較のなかで，生体そのものを理解できれば，応用につながる基礎力が養われると同時に，工学そのものの理解が深まる．

1.6 課題

課題 1.1 左右が逆に見えるメガネをかけると，右手で左方向に蚊を追い払う動作は，どう見えるか．

課題 1.2 左右が逆に見えるメガネのようなものを設計せよ．

第 2 章

センシングとシミュレーション

2.1 X線CT

　X線コンピュータ断層撮影法(X線CT)(図2.1)は，X線技術と近年の情報処理技術を基本にして，1972年に開発された画期的な計測法である．脳や心臓などの身体各部の断層像が精密にそして無侵襲で得られ，現在広く臨床で用いられている．X線は生体組織を通過すると減衰するが，骨を通過するときと，筋肉あるいは腫瘍を通過するときとでは，減衰の程度が異なる．X線CTは，各部

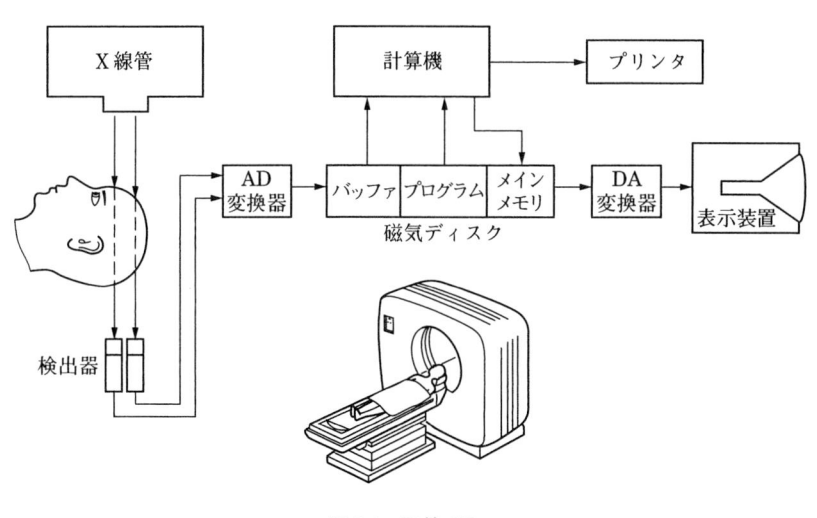

図2.1　X線CT

の生体組織のX線吸収係数を求め，それを**断層像**として映像化する方法である．逆問題計測法の代表例である．

X線CTが医療に与えた影響は大きく，医療技術を一変させたともいわれる．この原理は超音波，MRI，ポジトロンCTなどへと応用され，さらに工業用計測にも適用されている．

原理を簡単に説明する．細いビーム状のX線を生体に照射する．照射するX線の強度をI_0，生体を通過したX線の強度をI（観測されるX線の強度），位置xにおける**X線吸収係数**を$\mu(x)$とすると，

$$I = I_0 \exp\left(-\int \mu(x) dx\right) \tag{2.1}$$

である．積分はビーム方向の線積分である．同一平面内で，種々の方向にX線ビームを照射し，IとI_0を観測する．再構成計算により位置xにおける吸収係数$\mu(x)$を求め，その大きさを濃淡値で2次元表示する．

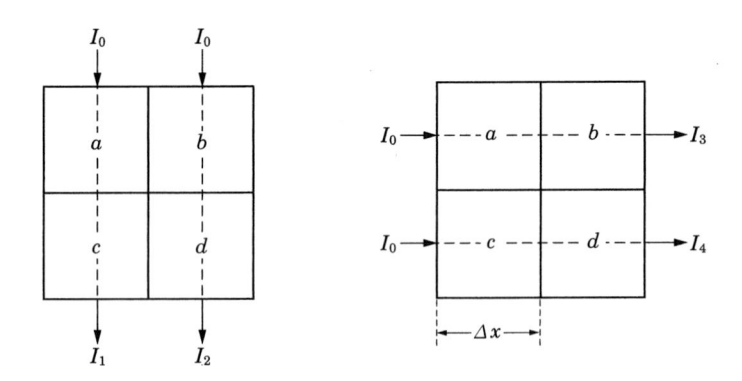

図2.2 係数の推定法

この再構成計算を簡単な例により示そう．図2.2に示すように，対象とする生体組織の断面は，長さΔxの微小区画4個である．各微小区画でのX線吸収係数をa, b, c, dとする．課題は個々の吸収係数を求めることである．未知数が4個であるので，異なる4方向のビーム照射を行う．さて，a, cの区画を通過したX線の強度をI_1とすると，

$$I_1 = I_0 \exp(-a-c)\varDelta x \tag{2.2}$$

である．これより，

$$(1/\varDelta x)\log_e(I_0/I_1) = a+c \tag{2.3}$$

を得る．左辺は，既知の照射X線の強度 I_0 と $\varDelta x$ および計測される透過X線強度 I_1 から算出される．同様にして，I_2, I_3, I_4 に関する式が得られる．この4個の連立代数方程式から，係数 a, b, c, d が算出される．

　実際には，生体に細いX線ビームを照射して走査し，投影結果を得る．次にビームの方向を少し回転させ，同様に走査する．これを全方位の180度の範囲で行う．これらの結果をもとに各部のX線吸収係数を算出し，それを画像化して組織の形態を描画することで，X線CT像を得る．微小区画の幅を1mmとすれば，膨大な計算量であることがわかる．

2.2　生体センシング技術の基礎

1　センシングシステムの基本構成と対象

　生体計測システムは，基本的にはセンサ（電極・変換器），増幅器，処理装置，表示装置から構成される（図2.3）．センサ（電極，変換器）は，対象に応じて定まるもので，対象が生体電気の場合は電極を用い，それ以外の信号には専用の変換

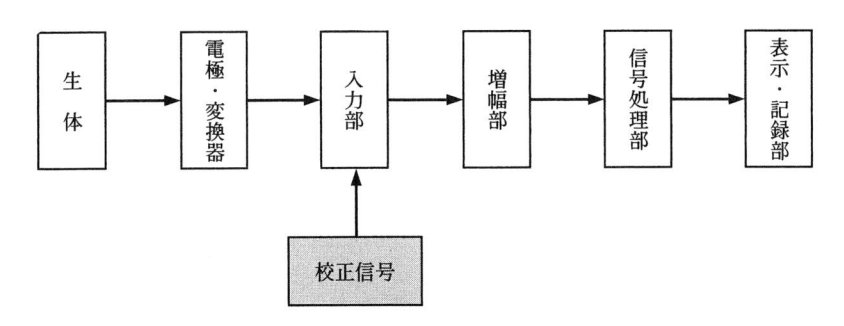

図2.3　生体計測器の基本構成

器(トランスジューサ)が必要である．生体では，特に対象に合ったセンサが必要で，生体の特性，組織の物性に関する基礎知識が要求される．そして，①再現性，②効率，③インターフェース，④安全性，は重要な項目である．

　一般の計測における基礎的な事柄は，①測定誤差と有効数字，②測定値のばらつきと処理，③電圧電流の測定，④波形と周波数の測定，であり，それは生体計測にもあてはまる．一般的に生体信号は微弱であり，常に頭を悩ますのは雑音である．電気的な**雑音**としては，静電気，商用交流障害，外来電磁波などである．雑音除去には，差動増幅，フィルタ，シールド，信号処理(デジタルフィルタ)などの方法がとられている．

　生体計測で対象としているものは，
① 　形状：手足の位置，姿勢，断面の形状
② 　機能：運動機能，循環機能，呼吸機能
③ 　物性：筋，骨，靱帯の粘弾性，組織の電気的インピーダンス
④ 　試料：生体から取り出される尿，血液
⑤ 　感覚：視覚，聴覚，触覚，味覚
⑥ 　エネルギー

などである．また，**生体情報**の観点からは次のように分類できる．
（a）　**生体の発生する情報の計測**
心電図，脳波，筋電図，心磁図，脳磁図
（b）　**生体物理化学量の計測**
血圧，血流，体温，酸素，炭酸ガス，pH，電解質濃度
（c）　**生体の形態，物性の計測**
レントゲン像，各種 CT，超音波像

などである．以下では，これらのうち興味深いものを選び，簡単に説明する．

2　生体発生電気信号の計測

　生体電気信号には表 2.1 に示すような種類がある[59]．一般には，接触型の**電極**により電位を誘導する．生体と電極(金属)・測定器の間できわめて微弱であるが

表 2.1 生体電気信号

電極の種類	種類	周波数帯域〔Hz〕	信号の振幅
皮膚表面の電極	脳波（EEG） 心電図（ECG） 筋電図（EMG） 皮膚電気反射（GSR） 網膜電図（ERG）	0.5 〜70 0.1 〜200 1 〜500 0.03〜15 DC 〜200	数μV 〜500μV 50μV 〜2 mV 数百μV 〜数 mV 数十μV 〜数 mV 50μV 〜1 mV
刺入型の電極	細胞外活動電位 細胞内活動電位	300〜3,000 DC〜3,000	数百μV 〜数十 mV 数 mV 〜100 mV

電流が流れ，電極-生体間に電位差(分極電位)が生じ，電極インピーダンスが現れる．このため，測定器の入力インピーダンスはできるだけ大きいものがよい．心電図や筋電図の導出用の皮膚表面におく電極としては，分極作用の小さい銀塩化銀電極がよく用いられている．

皮膚表面の2点間には商用電源の大きな電位(ハム雑音)が混入するので，生体信号を得るには，**差動増幅**を用いる．差の検出は，種々適用できる便利な考えであるので，簡単に説明する．図 2.4 の p, q, G が皮膚表面においた電極である．pG 間の電位が V_1 で，qG 間の電位が V_2 である．V_1，V_2 は，ハム雑音の上に小さな活動電位がのっている．ハム雑音は同相であるが，信号成分は同一ではない．差動増幅器の出力 V_S は，V_1 と V_2 の差(pq 間の電位)を増幅したものであ

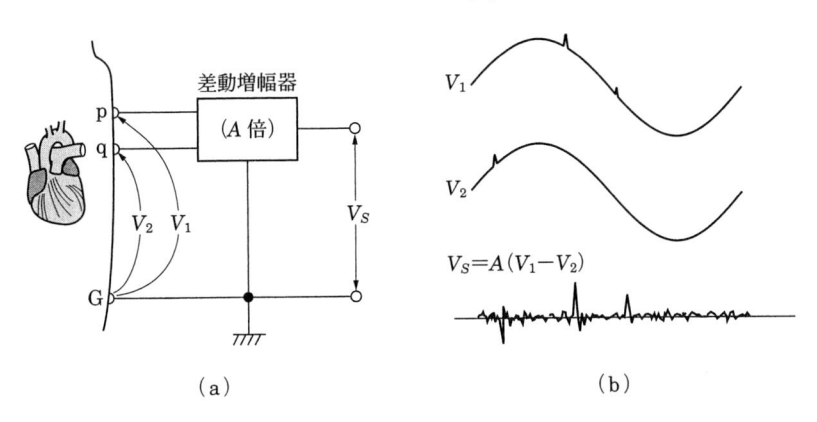

（a） （b）

図 2.4 差動増幅

り，下段に示すように，同相であるハム雑音はなくなる．**双極誘導**の方法を用いた生体信号の検出はこの原理による．

3　加えた物理エネルギーの変化を利用した生体計測

外部から電気，光，X線，放射線，磁気，超音波，熱などの物理エネルギーを加え，体内を伝播してきたエネルギーを測定して，生体の組織の形状，代謝状態，機能を計測できる．X線CTに刺激され，画像計測が急速に進歩し，超音波断層法，磁気共鳴画像法（MRI）（原理は核磁気共鳴）などが開発されてきた．表2.2に種々の生体の形態計測の原理，特徴などを示す[49]．電気，光，超音波の種々の利用について簡単に説明する．

表2.2　生体の形態計測法

測定法		分解能		測定時間	備考
		空間〔mm〕	濃度〔bit〕		
超音波断層法		1〜3	6	実時間	動きの測定可能
X線	透過像	0.3〜0.5	10	実時間	X線被曝大
	X線CT	1	16	0.5〜2秒	形態測定には最適
ラジオアイソトープ（RI）	単光子断層法（SPECT）	3〜5	12	1〜3分	代謝機能
	陽電子断層法（ポジトロンCT）	3〜5	16	1〜3分	代謝機能 精度高い
核磁気共鳴（MRI）		1	16	2〜4分	水素原子利用 代謝機能 ケミカルシフト

●**電気エネルギー**　　生体は電気的には電解質と高分子物質からなっている．電気特性は組織によって大きく異なる．たとえば，血液の抵抗率は低く，脂肪，骨は高い．生体に電流を流して，インピーダンスを測定すれば，血液量や脂肪量などに関する情報が得られる．体脂肪測定などに利用されている．

●**光**　　光は，生体内で吸収，反射，屈折，散乱を起こす．可視光域では，血液と皮膚のメラニンで吸収されるが，生体内での吸収はそれらに比べて少ない．可視光の吸収特性が血液に大きく依存することを利用した，血行動態を計測する光

電式脈波計がある．近赤外光域での光吸収スペクトルが血液のヘモグロビン酸化の度合いにより大きく変化する性質を利用した酸素飽和度測定法がある．

●超音波　　超音波は生体内を約 1500 m/s の速度で伝搬し，音響インピーダンス（媒体の密度と音速の積）の異なる境界面で反射する．超音波エコー断層法は音響インピーダンスの異なる組織の境界を画像として表示する．

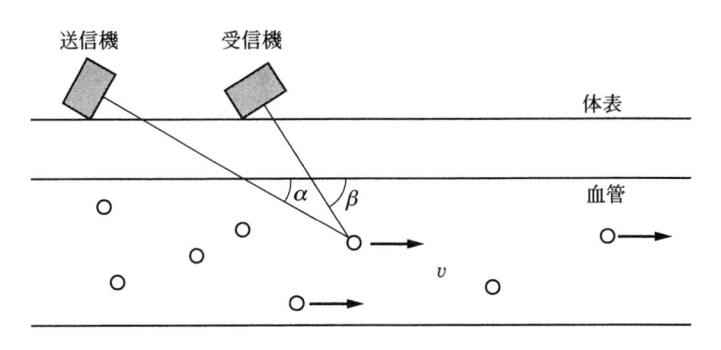

図 2.5　超音波ドップラーによる血流速度の計測

超音波ドップラー血流計の原理を紹介する．これはわが国で発明された方法である．超音波を血管に照射すると，一部が赤血球から反射する（図 2.5）．赤血球は動いているので，反射波は**ドップラー効果**を受け，周波数が変化する．この周波数の変化量 Δf は血球の速度 v（血流速度）に比例する．つまり

$$\Delta f = kfv/c \tag{2.4}$$

である．ただし，$k = 2\cos(\alpha+\beta)/2$, f は超音波の周波数，c は血中の超音波の伝搬速度である．k, f, c は既知である．Δf から血流速度を測定できる．

4　注意すべき生体の特性

生体を測定対象としてみると，人工のものとは種々の点で差違がある．

① 分割が不可能なこと
② 多重フィードバック
③ 個体差
④ 適応，学習，疲労

⑤　雑音
⑥　非線形性

などがあげられる．

　生体計測はバラツキが大きい．信頼性の高いデータを得るためには，実験を繰り返して，適切な実験条件を見出すことである．生体では，同様の実験に対して異なる結論が報告されていることはよく経験することである．先行研究結果を参照するとき，鵜呑みにしないで，何よりもまず実験条件を十分理解しておく必要がある．

5　信号対雑音比の改善

　測定された原信号から有用な情報を抽出するための信号処理が必要で，種々のソフトウエアが計測器に実装されている．平均応答演算，スペクトル解析，相関解析や異常検出などの自動診断・識別の機能である．興味深いものに，雑音に埋もれた信号を検出する**平均応答法**がある．刺激に同期して応答を加算する演算で，図 2.6 に聴性脳幹反応の例を示す[48]．1 回のクリック音刺激では背景雑音の脳波に埋もれて，直接読みとることができなかった誘発脳波の応答が，加算平均により明瞭になっている．誘発応答信号は n 回加算すれば n 倍になるが，背景雑音である脳波（不規則雑音）は $\sqrt{n}$ 倍であるので，振幅で**信号対雑音比**（S/N）が $\sqrt{n}$ 倍改善されたことなる[31]．

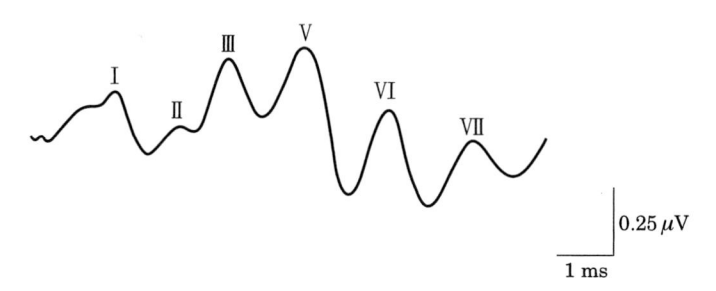

図 2.6　加算平均の例（クリック音に対する誘発脳波）[48]

2.3 モデル化とシミュレーション

1 モデルとは

　モデルとは,"取り扱いが容易な形で,そのシステムに関する知識を与え,システムの本質的な面を表現するもの"である.込み入った問題でも,そのたとえ話を聞くとわれわれは"わかった"ような気になるし,事実容易に"わかる"ことはよく経験することである.モデルは,"相手を知る"あるいは"わかる"ための一つの有効な手法である.工学的には,設計にも使われるし,あるいはまた,すでにわかっていることを学習者にわからせるため(教育訓練用)にも使われる.

　シミュレーションは,"一つのシステムのある振る舞いをいま一つのシステムの動作によって表すこと"である.実システムと同様の振る舞いをするモデルを

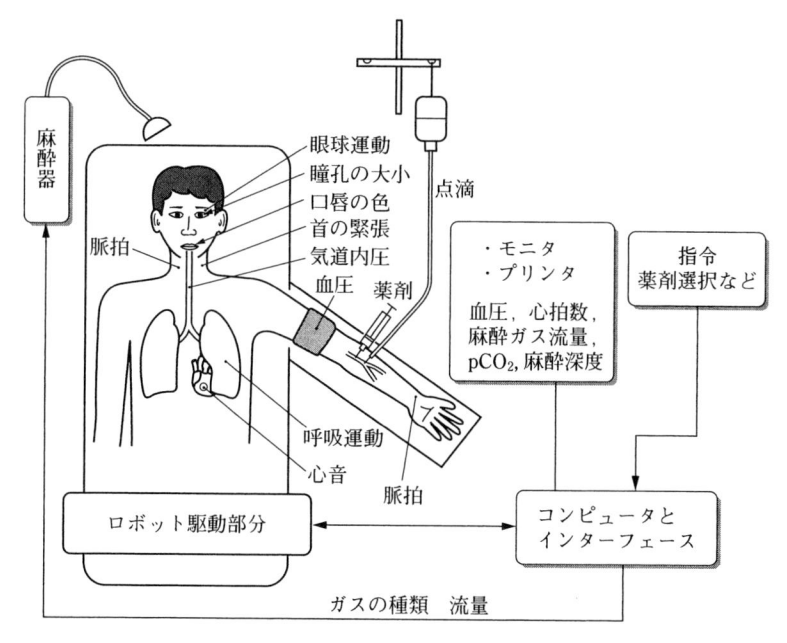

図2.7　麻酔訓練用ロボット

考えて，実システムのある特定の動作を表すのがシミュレーションである．

モデルにはハードウエアモデルとソフトウエアモデルがある．なお計算機と実システムの諸装置などを組み合わせてハードウエアで構成した専用装置は，シミュレータと呼ばれている．麻酔訓練用ロボット(図2.7)や航空機のシミュレータがある．

2 モデル化とシミュレーションの意義

モデル化とシミュレーションの意義・目的は多様であり，以下にそれらを列挙する．

① 実験が困難な場合：(例)害，危険を及ぼす可能性のある入力
② 長時間を要する場合：(例)慢性的な高血圧に至る過程
③ 大規模で複雑なシステム：(例)眼球運動制御系
④ モデル化で導入する仮定の当否を知る．思考過程で生ずる錯誤を防ぐ
⑤ 患者の応答と比較しての機能検査
⑥ 人工臓器や制御方策の設計：(例)人工心臓
⑦ 生体器官の代替：(例)人間の発声機構のシミュレータ
⑧ 医学生のトレーナ(図2.7)

3 モデル化とシミュレーションの手順

モデル化は一般には図2.8の手順で行われる[20]．

研究目標の明確化 → 生体計測 → 数学モデルの作成 → シミュレーション実験 → 実験結果の検討 → 完成

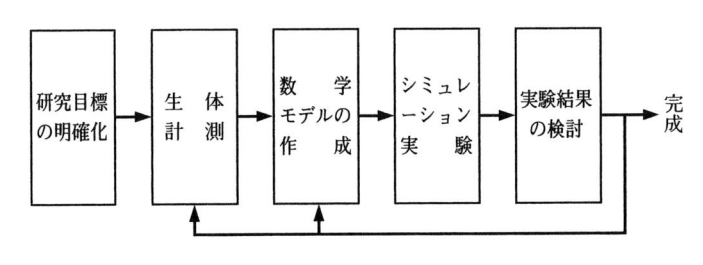

図2.8　モデル化の手順

（1） 研究目標の明確化

目的および対象とするシステムを明確にする．つまり，

① だれのため，あるいはどの問題のためのモデルか
② 実システムとの比較の方法
③ 入出力，環境，条件

などを明確にする．システムをどの程度くわしく記述すれば目的にかなうかを明確にし，モデルをできるだけ単純化することが大切である．②は，モデルの当否，仮定，近似を検証するためである．

（2） 生体計測とデータの収集，整理

必要とするデータや特性を以下に列挙する．

① 数量化
② 因果関係が示されている
③ データの信頼度，個体差などが明記されている
④ 動的な特性
⑤ 同一実験条件での特性

（3） 数学モデル

モデルの表現形式は文章記述，数式，計算機プログラムなどで，直ちにシミュレーションが実現できるような内容であること．

（4） シミュレーション実験用モデルの作成

数学モデルをシミュレーション実験用に操作しやすい形につくり直したハードウエアモデルあるいは計算機プログラムがこれに相当する．誤りを発見しやすく，モデルの中味が容易に変更できる形にしておくことが望ましい．

（5） シミュレーションの実験

実システムと同様の動作をさせる．非線形のモデルでは，多種の入力について検討する必要がある．モデルと生体とが一致しないとき，モデルの改訂や新たなデータの収集が必要な場合もある．

シミュレーションは実験・データ収集→検討→修正を繰り返すもので，この過程を経てモデルが完成する．モデルが完成すれば，新しい理論の提唱であった

り，シミュレータの開発であったり，その価値は大きい．

4 システムの表現

システムの表現における基本的要素は，変数，パラメータ，関数関係の3種である．表2.3に示すような相反的なカテゴリーが考えられる．特に，対象とする系が線形系か非線形系であるかは，重要な分類である．モデルはそのつくり方によって，

① 物理化学的原理に基づく理論モデル
② 実験データに一致させる実験モデル

がある．生体の場合，①と②の混合もしくは②のモデルが多い．

表2.3 システムの分類

	線 形 系	非 線 形 系
1	線 形 系	非 線 形 系
2	静的システム	動的システム
3	時 不 変 系	時 変 系
4	集 中 定 数 系	分 布 定 数 系
5	確 定 系	確 率 系
6	連 続 系	離 散 値 系
7	安 定 系	不 安 定 系

(1) 線形システム

線形系において基本的で重要な性質は **"重ね合わせの関係"** である．線形系を前提とすると議論の見通しが格段に良くなるので，第一近似としては線形系と仮定することが多い．線形システムの入出力関係を表す数学モデルとしては，①微分方程式，②状態方程式，③差分方程式，④パルス応答を用いた入出力関係式，⑤伝達関数，などがある．

線形近似が適用できない場合があることを知っておこう．細胞膜におけるパルス発射，振動現象を，van der Pol(ファン・デル・ポル)の方程式

$$\ddot{x}(t)+\mu(1-x^2(t))\dot{x}(t)+x(t)=0 \tag{2.5}$$

を用いて解析しようとする試みがある．この式では，非線形特性を除くと物理的に重要な性質が取り除かれてしまい，本質的に非線形の系である．線形理論で取り扱うと大きな誤ちを冒す．

（2） 非線形システム

一般に生体の各要素の特性は元来，完全に線形であるということは少なく，何らかの非線形性を示す．たとえば，飽和，しきい値，ヒステリシス，適応，学習などがあげられ，生命現象の解明は非線形特性をぬきにしては考えられないといっても過言ではなかろう．

非線形系の入出力関係を表現する一般的な方法として，ボルテラ級数を用いた方法，入力を白色雑音とした場合のウイナーの直交汎関数を用いる方法，変数組み合わせ計算法（GMDH），誤差逆伝搬の多層ニューラルネットワークによる方法などがある．

2.4 課　題

課題 2.1　"重ね合わせの関係"を説明せよ．

課題 2.2　式(2.5)を連立1階微分方程式で表現せよ．

課題 2.3　インピーダンスの整合：二つの回路を結合するとき，インピーダンスの整合を考慮する必要がある．次の簡単な問題を回答して理解しよう．内部抵抗を電極インピーダンスに，電池の電圧を筋電位(心電図)と読み替えれば，生

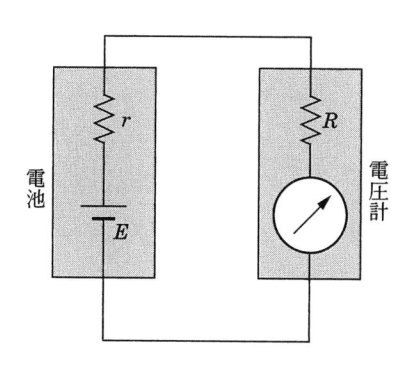

図 2.9　インピーダンス整合

体計測の基本の問題となる．回路を図 2.9 に示す．内部抵抗 r が 50 kΩ の電池がある．入力インピーダンス R の電圧計で電池の電圧 E を 0.2% 以下の誤差で計測したい．入力インピーダンス R は何 Ω 以上必要か．

第3章

細胞膜と活動電位の発生

3.1 ししおどし

　"ししおどし"は，山からの水が少しずつ竹の筒にたまり，ついには先の方が重くなり，シーソーの原理で回転し，水を放出する(図3.1)．竹筒の水が流れ出て，空になった竹がもとにもどるべく勢いよく逆回転して石にあたり，カーンという乾いた音を放ち，周りの山々にこだまする．

　一方，細胞膜では，膜電位がしきい値を超すとパルス状の活動電位が発生し，膜上を伝播する．平衡点を超すと，音が発生し，空気中を伝わるという"ししおどし"の様子は，非線形系，情報の創成と伝送の点で，細胞膜の動作に似ているともいえる．

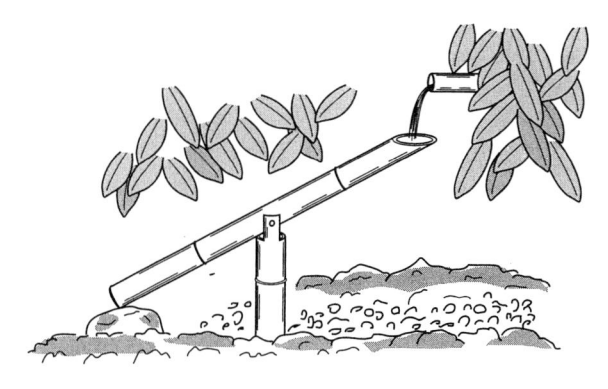

図3.1　ししおどし

3.2 細胞膜の構造と静止電位

1 膜の構造

　人体の構成単位は細胞である．細胞の表面は細胞膜で覆われ，内部は核と細胞質で満たされている．細胞膜の基本的な機能として，興奮，透過，食作用，分泌などがあげられる．細胞のもっとも基本的な機能はその生命を維持することにあり，そのために外界（外液）の中から必要なものを取り込み，不必要なものを排出する．この物質の出入りはすべて細胞膜を通して行われる．あるものは透過するが他の物質は透過しないという性質，すなわち細胞膜の**透過性**こそもっとも基本的な生命現象である．

　本章では，運動や知覚などを対象とするので，それに深く関わる細胞膜の興奮に関連する事柄を説明する．膜の興奮により，感覚器での刺激のセンシングやその情報の伝達，処理そして筋の収縮などが起こるからである．

　細胞膜の厚みは 7.5〜10 nm であり，大部分はタンパク質（膜タンパク質）と脂質（厚みは約 5 nm）からなる．図 3.2 に示すように膜の表面に付着する辺縁タンパク質，構造内に組み込まれた内在性タンパク質など，さまざまなタンパク質が存在し，あるものは自由にその位置を移動する．**膜タンパク質**はその働きから，

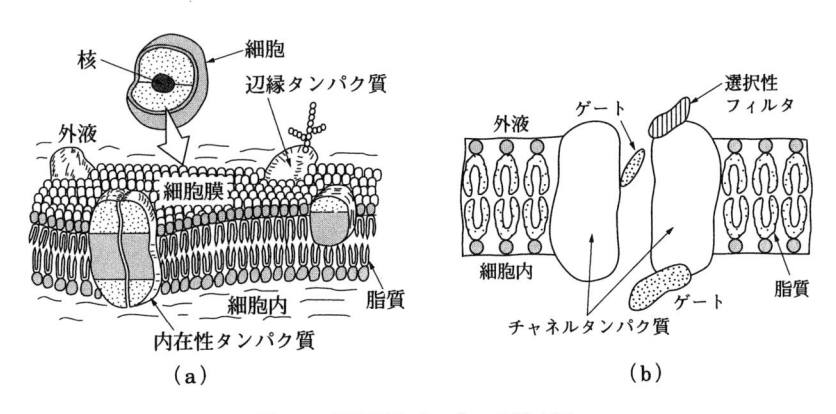

図 3.2　細胞膜とチャネルの模式図

イオンポンプ，チャネル，受容体，酵素，構造タンパク質の5種類に分けることができる．

細胞内外には，Naイオン，Kイオン，Clイオンなどが存在している．脂質二重層では絶縁性が高くて，イオンをほとんど通さない．細胞膜に組み込まれているタンパク質により膜の内外へのイオンの動きが可能となっている．

イオンポンプとは，ある種のイオンを汲み出しているポンプ作用のことである．たとえば，Naポンプは膜に埋め込まれたタンパク質であり，細胞のもつエネルギーを利用して，常時，細胞内のNaイオンと細胞外のKイオンを交換し，膜の内側と外側の間にイオンの濃度こう配をつくり出している．

イオンは膜を横切るとき，**イオンチャネル**(タンパク質分子でできた孔)を通る．Na，K，Caなどのイオンをそれぞれ選択的に通過させるチャネルが存在している．イオンチャネルは概念的には，図3.2(b)に示すように，開閉を制御する**ゲート**，通過するイオンを選択するフィルタなどから構成されている．イオンチャネルには大きく分けて2種類あり，膜電位に応じて開閉する電位作動性チャネルと神経伝達物質に応じて開閉する薬物作動性チャネルである．

2　イオン濃度と静止電位

種々の物質は細胞膜を通って出入りする．この現象を膜透過といい，透過しやすさを透過性という．細胞膜の透過性は物質によって異なり，その結果外液と細胞内の物質組成はまったく異なっている．平衡状態にある**イオン濃度**の例を表3.1に示す．**細胞外液**にはNaイオンとClイオンが多くあるのに対して，Kイオンは少量である．一方，細胞内にはNaイオンが少量で，Kイオンが多量に存在する．著しく非平衡な環境である．**静止電位**はこのような細胞膜の内外のイオン濃度に差があるために生じる．細胞膜は静止状態でも70〜90 mVの電位差をもっている．外液の電位に対して膜の内側がマイナスである．細胞の外部をゼロ電位とし，膜内外の電位差を**膜電位**と呼ぶ．

表 3.1 膜内外のイオン濃度と平衡電位[63]

		細胞内〔mM〕	外液〔mM〕	平衡電位〔mV〕
ヤリイカ神経細胞	Na^+	72	460	$+49$
	K^+	345	10	-91
	Cl^-	61	540	-54
	$V_r = -60\,\mathrm{mV},\ V_a = +36\,\mathrm{mV}$			
骨格筋	Na^+	15	110	$+50$
	K^+	125	2.6	-97
	Cl^-	1.2	77	-104
	$V_r = -90\,\mathrm{mV},\ V_a = +35\,\mathrm{mV}$			

3.3 細胞膜の電位変化

1 活動電位の発生

　膜に刺激を加えると興奮する．この基本を説明しよう．図3.3(a)に示すように，細胞内部に刺激用の電極を刺入する[63]．膜電位計測のための電極(尖端の直径が0.1〜0.5 μmの**ガラス毛細管電極**，内部にKCl液を充てん)を刺入する．膜に外向きの電流を流すと，細胞内の電位が上昇する．**脱分極**である(図3.3(b)，(c))．刺激電流を次第に強くすると，脱分極は大きくなり，ある一定の大きさ(しきい値)に達すると，膜電位は急激に上昇する．数msで電位の符号は反転して正となり，やがてもとの負の静止電位のレベルにもどる．この一過性のスパイク状の膜電位の変化は，**活動電位**と呼ばれる(図3.3(d))．なお，活動電位の大きさは，刺激の大きさに関係なく一定である．活動電位は，発生しているか，発生していないか，のどちらかの状態しかとり得ない．つまり，"全か無かの法則"に従う．

　内向きの電流を流すと，対称的に細胞内の電位は減少する．**過分極**である(図3.3(b)，(c)，(d)の破線)．通電電流を大きくしたとき，過分極方向の膜電位変化はほぼ電流の強さに応じて大きくなる．

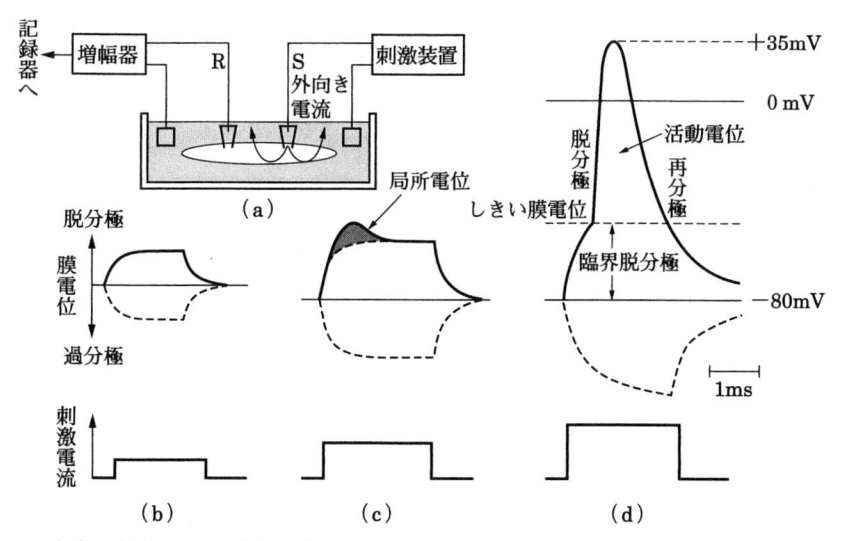

図 3.3 電流刺激による膜電位変化と活動電位の発生

(a) S 刺激電極, R 導出電極
(b), (c), (d) 膜電位：脱分極（実線），過分極（破線）

なお，膜の興奮のしやすさは時間とともに変化する．活動電位発生後，**絶対不応期**の期間では刺激により興奮は生じない．興奮の**しきい値**が正常状態より高いとき，**相対不応期**という．絶対不応期は神経線維で 0.4〜1 ms であり，相対不応期は数 ms である．

2 活動電位発生の仕組み

膜の両側に生じる電位差とイオン濃度差は，膜の興奮を生じさせるために必要であるが，これだけでは十分でない．非線形的な膜の透過性が重要な役目をする．活動電位の発生の仕組みについて簡単に説明しよう．

興奮現象に最初に関与するのは Na イオンである．なんらかの変化が外部から与えられて，内部電位が数十 mV 上昇すると，Na イオンに対する膜の透過性が増大し，外液中の Na が細胞内に流入する（図 3.4）[63]．このため膜電位は正の方向へ変化する．この変化により脱分極感受性 Na チャネルが開き，さらに Na が

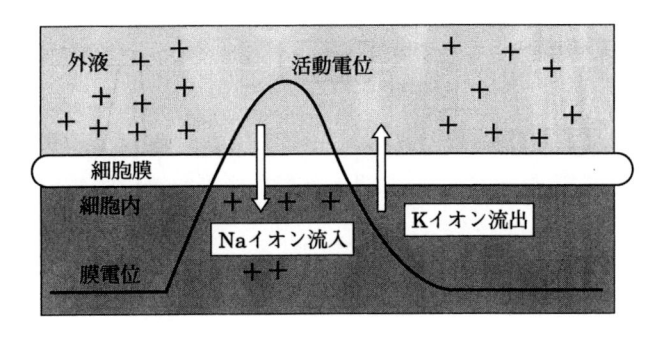

図 3.4 細胞膜の興奮とイオンの動きの説明図（時間は左から右に経過）

細胞内に流入し，膜電位は正の方向に変化する．このように一度 Na チャネルが開くと，電位増加→透過性増加→イオン流入→電位増加という一種の正のフィードバックにより，短時間の間に膜電位は Na イオンの平衡電位に近い正のピーク値（約 30〜50 mV）に達するのである．活動電位の頂点では，Na イオンの透過性が静止時の約 500 倍にも増大する．

一方，開いた Na チャネルは，それを通して細胞内に流入した Na イオンの働きで閉じ，Na イオンの細胞内への流入は止む．細胞膜には膜の脱分極に反応して開く K チャネルがある．活動電位が正のピーク値に達する頃にこれが開いて（K イオンに対する膜の透過性が高まり），K イオンが細胞の内側から外側へ流出する．その後，膜電位は急激にもとの負の値にもどる．

Na イオン，K イオンともに特定の**担体**によって運ばれて，膜を透過すると考えられている（たとえば，**フグ毒**のテトロドトキシンは活動電位の発生を抑制する．Na イオンを運ぶ担体はこの毒により特異的に抑制されるからである）．興奮が繰り返されると，細胞内の Na イオンが増加する．しかし，興奮後の回復期には物質代謝に基づく膜のポンプ作用によって Na イオンは細胞外に排出され，この排出と交換に K イオンが細胞内に入る．これによりバランスが保たれる．

3　細胞膜のモデル

膜電位は，細胞内外に存在する Na イオン，K イオン，Cl イオンなどのイオ

ンに対する膜の相対的な透過性によって決定される．ホジキンとハックスレイ (Hodgkin & Huxley, 1952) は，このイオンに関する考えとケーブル解析をヤリイカの神経線維に適用して膜の等価回路を提案している（図3.5）．現在もこの回路は**細胞膜モデル**の基本として使用されている．

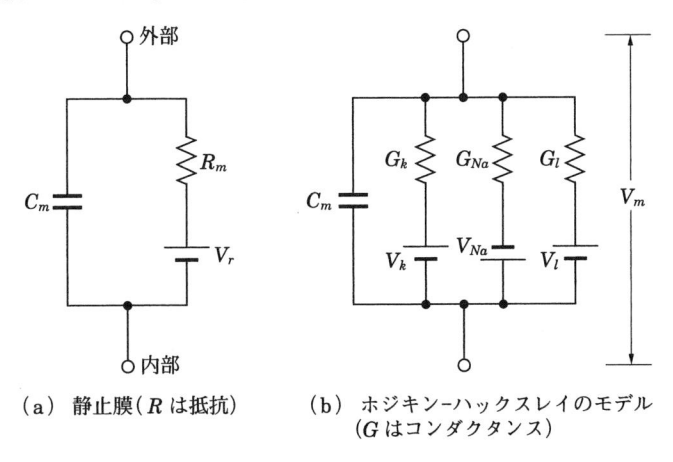

(a) 静止膜（R は抵抗）　　(b) ホジキン-ハックスレイのモデル（G はコンダクタンス）

図3.5　興奮性膜の等価回路

4　興奮の伝導

　細胞膜は静止時には外側（表面）が正に分極している．興奮部ではその極性が逆転し外側が負になる（図3.6）．細胞内部では興奮部の電位は正に，静止部は負の電位にある．このような電位差により，膜の外側では電流が興奮部へ向かって流れ，膜の内部では興奮部から静止部へ流れる．これを**局所電流**という．この電流は非興奮部（静止部）を外向きに流れ，その部を脱分極させる刺激電流として作用する．しきい値電位に達すればその部分は興奮する．したがって，膜の一部に起こった興奮は隣りに移り，結局膜全体に波紋のように広がる．これを**興奮の伝導**という．筋線維や神経線維では，興奮部が移動していくように見える．骨格筋での興奮の**伝導速度**は 3〜4 m/s である．神経線維については線維が太くなると，伝導速度は速くなり，100 m/s 以上にも達する．

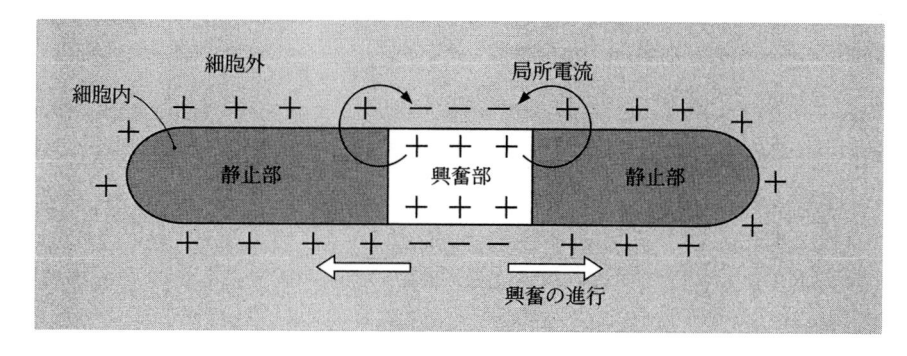

図 3.6　興奮伝導の模式図

3.4　活動電位のセンシング

　脳波，心電図，筋電図はそれぞれ神経線維群，心筋，骨格筋の電気興奮の伝導を計測している．これらの活動電位のセンシングの基本を説明する．

　生体は電気を通す伝導体と考えられ，脱分極における興奮電流による電場は，等価的に興奮部と未興奮部の境界（興奮前面）における**電気二重層**（等価的には正と負の電荷が分布した面）に置き換えることができる．図 3.7(a) において，点 P での電位は，膜電位（約 90 mV）と立体角（観測点から電気二重層を見込む角度 ω）に比例する．また電位の正負は，点 P から見る電気二重層の極性である．興奮部より遠いところでは，立体角が狭くなるので，観測される電位が小さい．

　いま図 3.7(b) に示す興奮の伝播を考えよう．興奮が点 a から点 e の方向に進行すると考える．この楕円形は心臓（左心室）を模式的に示したものであり，楕円の代わりに，それを非常に細長い円筒と考えれば，神経線維や筋線維に対応する．基準電極を無限遠点におく．点 a～点 e の電位は図のような形状になる．**探索電極**と興奮伝導の方向との位置関係により，観測される波形が異なるわけである．たとえば，点 a では，興奮は a から常に遠ざかるので電位は常に下向きとなる．逆に，探索電極を点 e の位置におくと，得られる電位は常に上向きとなる．電極を点 b, c, d におくと，興奮はまず電極に近づき，その直下に至り，その後遠ざかっていく．したがって得られる電位は 2 相性になる．

(a) (b)

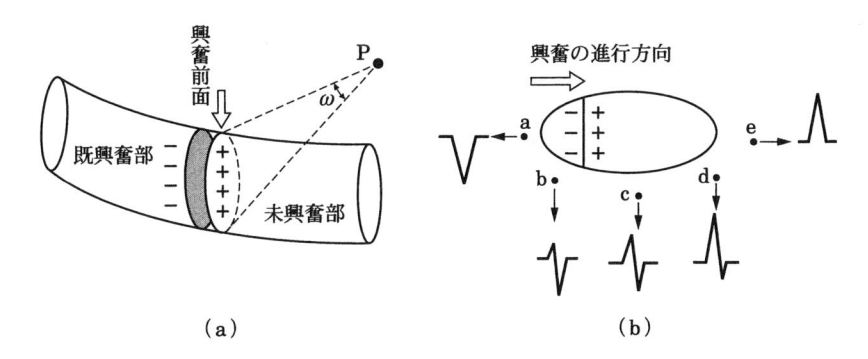

図 3.7 興奮の進行方向と電位の関係

電位ではなく，微弱な**磁気**を計測することが可能になってきた．ヒトの脳磁図，心磁図を計測し，その臨床への利用が検討されている．**脳磁図 MEG** は，脳内の神経細胞が興奮するとき，神経線維上を興奮が伝播して局所電流が発生し，その電流による磁場を計測しているわけである．同様に，心磁図は心筋線維の興奮による磁場を検出したものである．

3.5 課題

課題 3.1 電圧とパルス周波数が比例する仕掛けをつくりたい．その仕組みを式あるいはブロック図を用いて説明せよ．ただし，電圧は時間とともに緩やかに変わる．

課題 3.2 正のフィードバックの仕組みをブロック図を用いて説明せよ．負のフィードバックとの違いを示せ．また具体例をあげよ．

課題 3.3 図 3.7(b) で，点 d の電位が最大になるのは，どの時点か説明せよ．

第4章

受容器と感覚情報

4.1 ロータリーエンコーダとマウス

　マウスは，移動の方向と距離に対応した量をコンピュータに入力して，ディスプレイ上のカーソルマークを移動させる指示入力装置の一つである．**マウス**の基本的な構造を図4.1(a)に示す．マウスを動かすと，下面に配置したボールが回転し，その回転を光学式のロータリーエンコーダ(オプティカルエンコーダ)で検出する．図(a)に示すように，2個のエンコーダを直交するように配置している．**エンコーダ**では，基板上に等間隔で格子をつくり，光源と受光素子を対向しておく(図(b))．格子が受光素子を横切るごとにパルス信号が得られる．1個のパルスが一定の角度(格子の間隔)に対応するので，パルス数をカウントすれば回転角度が求まり，移動した距離がわかる．図(c)は，円盤の回転につれて，パルスが出力される様子を模式的に示す．円盤が早く回転すると，パルスの間隔は短

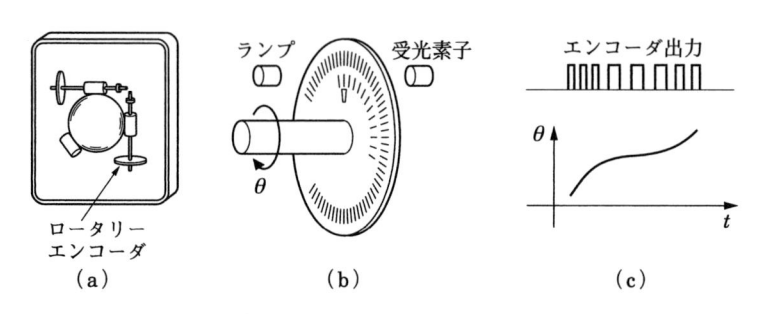

図4.1 ロータリーエンコーダとマウス

くなる．回転速度がパルス頻度に変換されている．なお，ロータリーエンコーダと生体の受容器との共通点は，センシングする刺激(入力)をパルス列に符号化して，出力していることである．

4.2　感覚とその種類

1　感覚と知覚

　動物では，外界の環境変化や自分の体内で起こるさまざまな変化が受容器で検出され，何らかの行動が発現する．この適応行動は生体の最も重要な働きである．刺激によって感覚が意識されるが，"**感覚**"とは，これ以上単純化できないような要素的な刺激を主観的に認める働きをいう[63]．つまり物体に触れているか否かを区別できる初歩的な機能である．赤色と青色を区別する，あるいは表面の凸凹の性質を認めるような働きを"**知覚**"という．しかし，感覚と知覚は区別されずに用いられることが多い．過去の体験や記憶，判断をもとに知覚を総合して，"これは机である"，と認める働きは"**認知**"である．感覚では，種類(質)，強さ，時間，場所の四つの基本的な情報を抽出している[62]．まず種類について説明する．なお，同一の種類の刺激については，視覚における光の強度と色，そして聴覚における音の強さと音色などのように，さらに質の違いを区別することができる．

2　感覚の種類

　生体をとりまく外界はさまざまであり，感覚もそれに応じて特殊に分化発達している．エネルギーの種類が違えば，それは神経系によって異なる感覚に変換される．感覚には，五感とよばれている視覚，聴覚，味覚，嗅覚，触覚があり，さらに平衡感覚，内臓感覚を追加することができる．

　各種の感覚について，刺激と感覚の種類，感覚器(変換機器)，受容器(センサ)，受容細胞(変換素子)，動作原理を表4.1にまとめている．さらに，比較と

表 4.1 感覚器と工学センサの比較

刺激 (感覚の種類)	感覚器 変換機器	受容器 センサ	受容細胞 変換素子	動作原理
光 (視覚)	眼 カメラ	網膜 CCD	視細胞 フォトダイオード	視物質の分解 光電効果
音 (聴覚)	耳	内耳 マイクロフォン	有毛細胞 コンデンサ	毛の動き 容量変化
筋変位 (深部感覚)	変位計	筋紡錘 ストレインゲージ	神経終末 金属線	神経終末の変形 抵抗変化
圧力,振動 (体性感覚)	皮膚 圧力計	パチニ小体 ピックアップ	神経終末 ピエゾ素子	神経終末の変形 ピエゾ効果
味 (味覚)	舌 イオン濃度計	味蕾 イオン電極	味細胞 イオン交換樹脂	吸着 吸着
におい (嗅覚)	鼻 ガス検知器	嗅上皮	嗅細胞 半導体膜	吸着 抵抗変化
電気	特殊側線器 電流計		電気受容細胞 コイル	膜の脱分極 電磁誘導
磁気	磁気受容器 磁束計		強磁性体 ホール素子	強磁性体の配向 ホール効果

して対応する**工学センサ**をあげている．

4.3 感覚情報の符号化

1 受容器の基本構成

　感覚の種類は違っても，神経機構の基本はみな同じである．**感覚器**(眼，耳など)の中に**受容器**(網膜，内耳など)が存在し，さらにその中に**受容細胞**(視細胞，有毛細胞など)が存在する[11]．**受容細胞**は刺激エネルギーを能率よく電気信号に変換する変換器(トランスジューサ)であり，特殊に発達している．受容細胞に発生した受容器電位は，符号化されてパルス列として感覚神経に送られる(図4.2)．

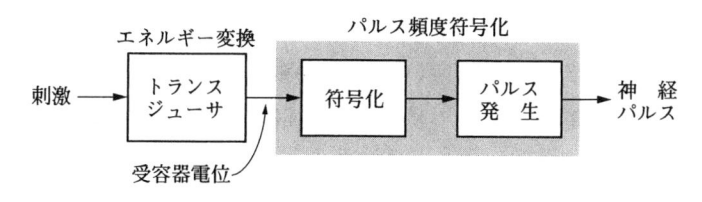

図 4.2　感覚器での信号の流れ

　感覚神経はある特定の種類の刺激によって興奮するが，他の種類の刺激を与えられても容易には興奮しない．たとえば，視覚神経は光により興奮するが，音では興奮しない．光と音では，感覚情報が到達する大脳での場所が異なり，そこで違う感覚に変換されるからである．逆に同じ場所に送られる情報は同じような感覚に変換される．大脳皮質の感覚野にはパルスをそれぞれ特殊な感覚に変換する仕組みがある．

2　エネルギー変換部とパルス頻度符号化

　受容器の動作を図 4.3 に示す．細胞の受容部に刺激が加わると，細胞膜は脱分

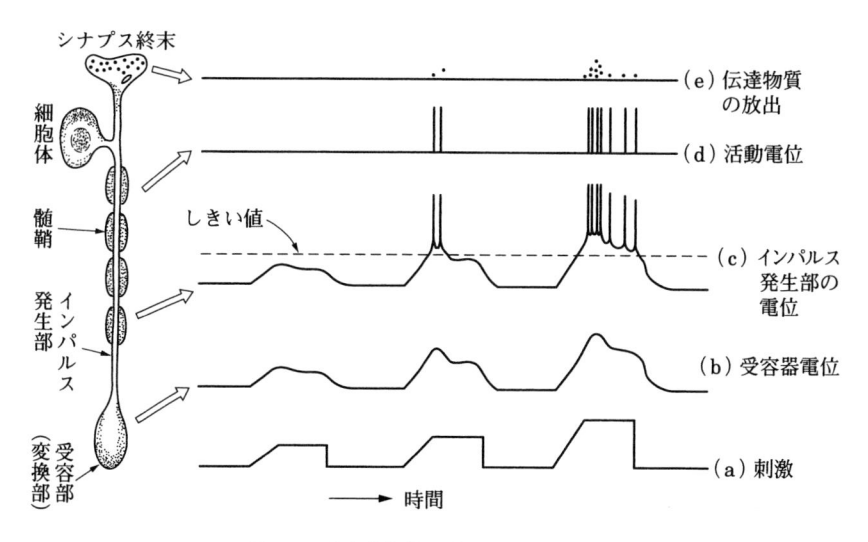

図 4.3　受容器各部の時間応答の模式図

極し，**受容器電位**(図(b))が発生する．受容器電位がしきい値を超えるときにパルス(インパルス)を発生する(図(c))．活動電位は"全か無"であり，同じ波形，振幅，持続時間である(図(d))．活動電位は消滅することもなく軸索に沿って伝播する．

　刺激を強くすると，受容器電位が増大し，活動電位の発生する頻度は高くなる(図4.3)．量的な関係をカブトガニ視細胞の特性を例にして示そう．図4.4(a)に示すように，刺激強度(光の相対強度)の対数に概略比例して受容器電位が増加する．

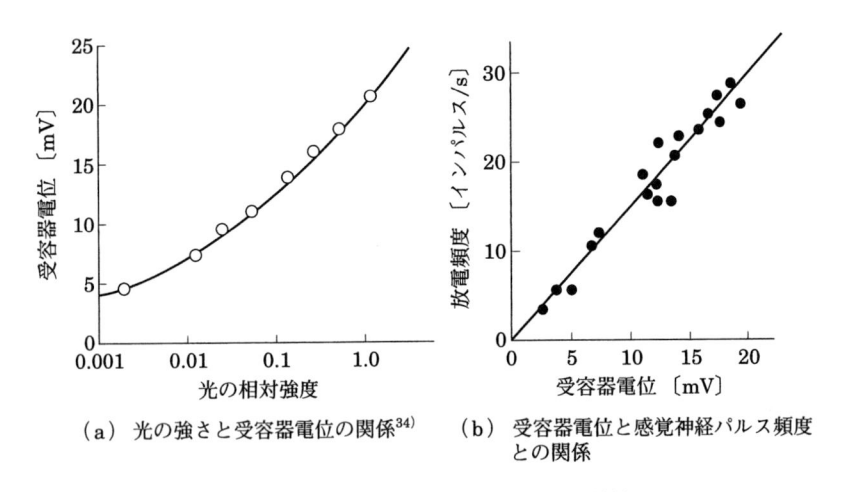

(a) 光の強さと受容器電位の関係[34]　(b) 受容器電位と感覚神経パルス頻度との関係

図4.4　カブトガニの側眼の視細胞の特性

　一方，受容器電位に対して，パルス頻度は直線的に増加する．つまり，パルス頻度は刺激の強さの対数に比例することになる．ただし，しきい値と飽和があるので，刺激強度とパルス頻度の関係は，一般的にはS字状の曲線となる．刺激の持続時間が長くなると，総和としてパルスの数が多くなる．つまり，刺激の情報はパルスの頻度と数に**符号化**される．パルスによる通信はアナログの通信に比べて，雑音に強く信頼性が高い．

　感覚神経線維のパルス発射の様式(応答様式)として3種が区別される．図4.5(a)に示すように，刺激を与えるとパルス発射の頻度が増大し，刺激を停止

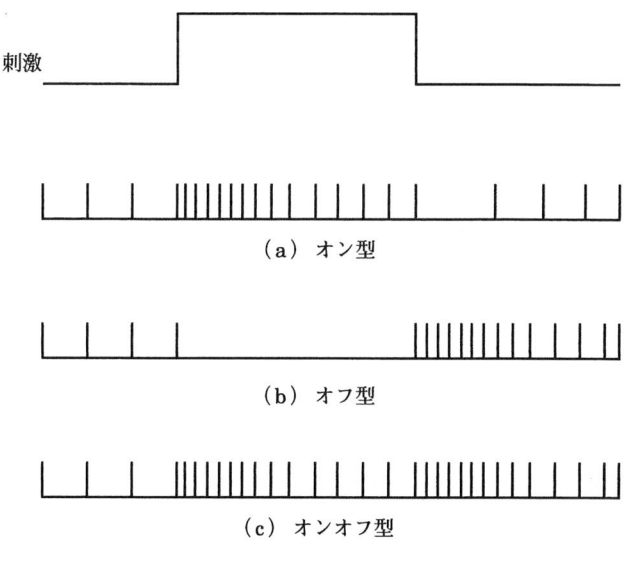

図4.5 感覚神経の応答方式

すると発射が減少する型である(**オン型**). 第2は図(b)に示すように, 刺激を与えると発射が抑制され, 刺激を停止すると発射が増大する型である(**オフ型**). 第3は図(c)のように刺激を与えるときも停止するときも発射が増大する型である(**オンオフ型**).

3 受容野

一つの細胞が応答する刺激の領域があり, その領域を**受容野**という. たとえば, 皮膚上のある点を刺激すると体性感覚野の神経細胞が興奮するが, その点より遠く離れた点の刺激にはその神経細胞は興奮しない. すべての受容器および感覚系の神経細胞には, 受容野がある(図4.6). 視覚系では網膜上に, 触覚系では皮膚上に受容野がある. 受容野には興奮性と抑制性がある. 感覚神経細胞あるいは大脳皮質に描かれる興奮のパターンは刺激の正確な写像ではなく, 神経系における促通や抑制によって変形されたものである.

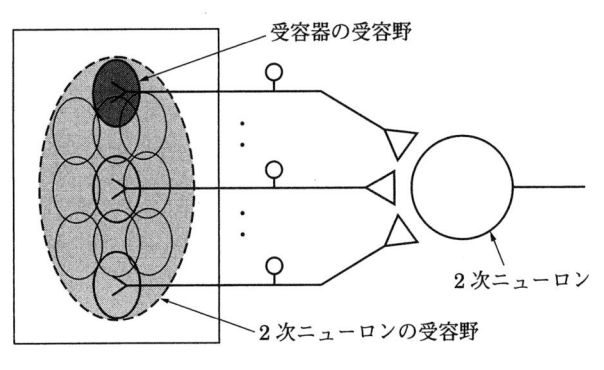

図 4.6 　受容野

4.4　感覚の一般的な性質

1　感覚の計測法

　感覚の**心理物理学**では，人間をブラックボックスとみなし，その中で機能しているソフトウエアの解明をしようとする．感覚刺激に対する心理的な反応は直接計測できないので，言葉などの間接的な方法で抽出することになる．大きく分けて，心理物理測定法と尺度構成法がある[33]．

　心理物理的測定では，**刺激閾**(刺激が感じられるか否かのしきい値)，**弁別閾**(二つの刺激が区別できる限界)，程度の評価などが使用される．測定法としては，調整法(被験者が刺激を調整してしきい値などを求める)，**丁度可知差異法**(実験者が刺激を与え，被験者が判断)などがある．**尺度構成法**では，しきい値以上の感覚量の測定に向くもので，刺激に対する主観的な感覚を尺度化する．

　感覚では種類，強さ，時間，場所の四つの基本的な情報を抽出しており，種類についてはすでに述べたので，残りの3項目について以下に簡単に説明する．

2　感覚の強さ

　感覚の強さは刺激の強さとともに大きくなる．次のような感覚の定量化が行わ

れている．刺激の強さ S を $\varDelta S$ だけ変化させて，$S+\varDelta S$ とする．かろうじて，この二つが等しくないことを認めたとする．$\varDelta S$ が弁別閾である．$\varDelta S/S$ は S のかなり広い範囲で一定であることが示された．これから，感覚の強さは刺激の強さの対数に比例すると提唱した．**ウエーバー・フェヒナーの法則**である．

スチーブンスは，感覚の強さを他種の感覚と比較して表現する方法を開発した．たとえば，音の感覚の主観的な強さに対応して，握力計をにぎる度合いを変えるというものである．刺激の強さを広範囲に変化させたときは，**感覚の強さは刺激の強さのべき関数でよく表現できる**とした．

3　感覚の時間的な変化

感覚の持続時間は，刺激の強さと知覚の強さとの関係によって定義される．刺激が長い時間与えられていると，感覚は消滅していく．この現象は**順応**といわれる．一定の大きさの刺激を連続して加えていると，受容器電位の振幅は次第に減少する．それに伴って感覚神経線維のパルス頻度も時間とともに減少し，感覚の大きさも減少していく．

指を温かい湯の中に浸していると，温かさの感覚は徐々に消えていく．しかし，知覚はコントラストのあるところでは鋭敏であるため，冷たい空気と温かいお湯の境目にある指の部分では，温かさの感覚は消えないで残っている．

4　感覚の局在

感覚の空間的な性質については，重要なものが二つある．

① 刺激の部位を確認する能力

② 空間的に近接する二つの刺激を区別する能力

である．

感覚に変換される場所は脳であるが，感じるのは脳の場所にはなく，刺激の場所である．**感覚の投射**である．指先で物体に触れるときには触覚は指先に投射される．また，棒で物体に触るとき，刺激を受けるのは指であるが，触覚は棒の先に投射される．聴覚，視覚も同様である．

二つの刺激の点を区別するときの最小の距離を**2点しきい値**という．指先が2点しきい値は最も小さく，指→腕→体幹と体の中心にいくほど2点しきい値は大きくなる．受容器の分布する密度によるもので，指先ほど密度が高い(10章参照)．網膜においては，高分解能の中心部で光受容器が高密度に分布している(11章参照)．

5　感度

受容器は適当刺激の狭い範囲の刺激によく反応する．たとえば，聴覚受容器において，パルスが発生するしきい値強度を種々の周波数の音について求め，プロットすると，ある周波数でしきい値は最小となる(12章参照)．しきい値の逆数が**感度**に対応するので，しきい値が最小のところの周波数の音に最も感度が良く，その近傍の周波数の音によく反応することになる．

6　特徴

感覚情報の処理の特徴を次のようにまとめることができる．
① 　パルス頻度符号化
② 　刺激の空間パタンの写像：受容野と感覚細胞の空間的な対応が存在するので，位置の情報が脳まで伝達される．
③ 　情報の圧縮：感覚系は外界を感度よく写しとろうとしているが，重要度に応じて取捨選択をする．感覚の初期過程では"変化するものが重要である"との基準で，時間的にも空間的にも微分の処理が行われる．

4.5　工学センサとの比較

工学センサとの比較は表4.1にあり，まず光を例にとって説明する．感覚器である眼に対して，工学における変換機器はカメラである．受容器である網膜に対して，工学ではCCD(電荷結合素子)イメージセンサがある．CCDでは光によって生じた電荷を一時コンデンサに蓄え，これをあとで読み出す．受容細胞の視細

胞に対して，変換素子はフォトダイオードがある．生体での光の受容は，光による視物質の分解であり，工学では光電効果の利用である．

工学的センサの原理に関しては，抵抗変化法はストレインゲージ，容量変化法はコンデンサ，起電力法は圧電素子，インダクタンス変化法は差動トランスがそれぞれ代表である．生体の受容器の変換原理は，イオンチャネルの開閉によりイオンの透過性を増減させるものであるから，抵抗変化法に類似する．

生体のパルス頻度変調方式に対して，工学では振幅変調，周波数変調，パルス符号化，パルス幅変調などがある．コンピュータでデータ処理するには，信号を離散化する必要があるので，信号を一定周期でサンプリングし，AD 変換した後，コンピュータに取り込む．ここではサンプリング定理が適用される．

4.6 課 題

課題 4.1 弁別閾 ΔS と刺激の強さ S の比が一定であることより，ウェーバ・フェヒナーの法則を導け．

課題 4.2 対数関数の特性をもつセンサの長所，短所を述べよ．

課題 4.3 生物では，受容野は何のためにあるか，考察せよ．

課題 4.4 受容野があることの長所，欠点をあげよ．工学のセンサに受容野の機能を与えるとしたら，どのようなセンサに与えるか．

課題 4.5 感覚情報処理の初期仮定で，時間的な微分が行われる．これを図 4.5 で説明せよ．

第5章

ニューロン

5.1 アクティブな非線形素子：真空管

　ニューロンは非線形特性をもつ能動素子であり，これに対応する工学での代表は**真空管**とトランジスタである．ここではエレクトロニクスの発展において重要な役割をした真空管を取り上げよう．基本の二極真空管は，図5.1のようにヒータで陰極を熱し，陽極に正の電圧を加えると，電子は陽極の方に移動する．このとき，流れる電流は電圧 V_p の1.5乗に比例する（Bの領域）．二極管は，陽極電圧が正のとき大きな電流が流れ，負では電流はほとんど流れないので，交流の整流や高周波の検波に使用される．三極管，五極管は，電極（グリッド）を入れて増幅作用を実現している．ニューロンとは，しきい値，飽和の特性に共通点がある．

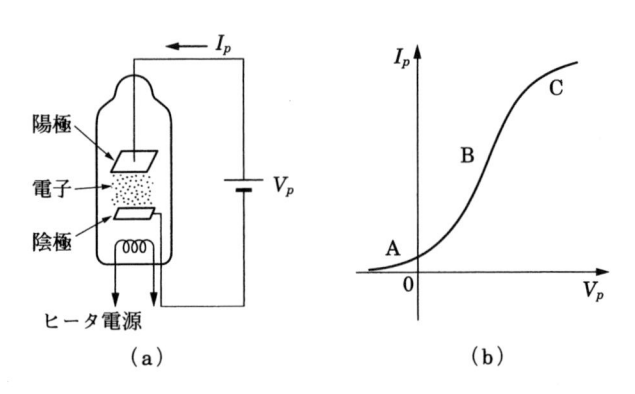

図 5.1　二極真空管と電圧-電流特性

5.2 ニューロンの構造と興奮

1 機能単位としてのニューロン

脳を構成する細胞には，**神経細胞**(ニューロン)とグリア細胞がある[46]．図5.2に示すようにニューロンには種々の形態のものがあるが，基本は細胞体とそこから出る多くの突起で構成されている．細胞体の大きさは数 μm～100 μm 程度である．突起には軸索と**樹状突起**がある．**軸索**は細胞体から出る1本の細くて長い線維であり，神経線維と呼ばれ，伝送路の役目を果たす．樹状突起において他のニューロンからの信号を受信する．ニューロンに発生したパルスは，軸索に沿って軸索の末端まで伝送される．神経パルスの形はほとんど同一であって，パルス頻度が伝送される情報の中身である．

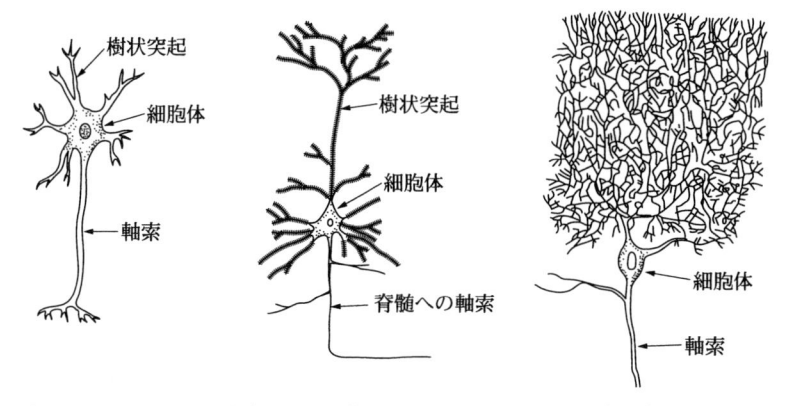

(a) 脊髄運動ニューロン　(b) 大脳皮質の錐体細胞　(c) 小脳皮質のプルキンエ細胞

図 5.2　さまざまなニューロンの形態(模式図)

一般には，軸索の一部が髄鞘と呼ばれる層状構造の皮(厚さ約 2 μm)で覆われている．髄鞘は軸索全体を覆うのではなく，周期的に途切れている．髄鞘をもつ軸索を**有髄線維**，髄鞘をもたないものを無髄線維という．活動電位の**伝導速度**は有髄線維のほうが無髄線維よりも速く，また太い軸索のほうが速い(たとえば，

直径 20 μm の有髄線維では 120 m/s である）．

　軸索先端の終末部は，標的となるニューロンの樹状突起もしくは細胞体にシナプスを介して接触している（図 5.3）．**シナプス**は，一つのニューロンから次のニューロンへの接続部位であり，ニューロン間の情報の伝達はこのシナプスを介して行われ，伝達方向は常に 1 方向である．

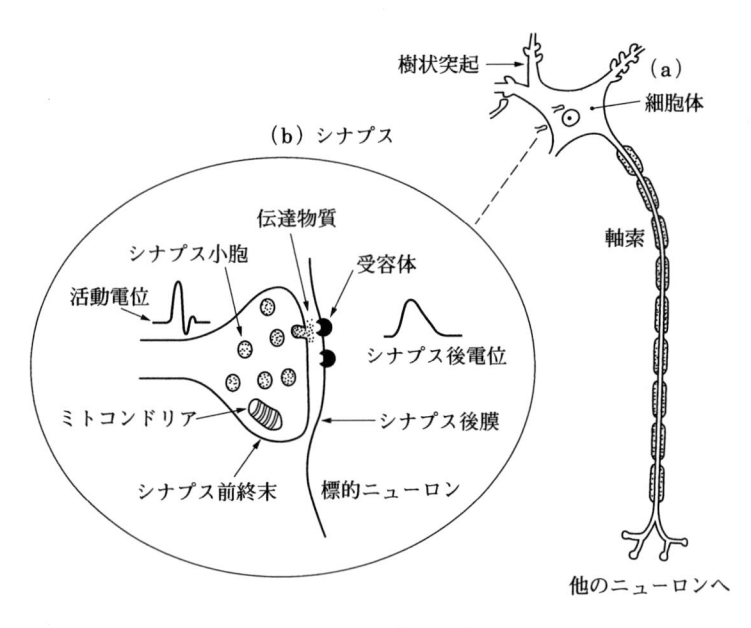

図 5.3　シナプスの仕組み

2　シナプス

　軸索の終末とニューロンの膜の間には，約 15〜50 nm のシナプス間隙があり（図 5.3），パルスが軸索の終末に到達すると神経伝達物質がシナプス間隙に放出される．**神経伝達物質**には，アセチルコリン，アドレナリン，ガンマアミノ酪酸（GABA）などがある．放出された伝達物質は受容分子と反応し，シナプス後膜に**シナプス後電位** PSP が発生する．脱分極の方向の**興奮性シナプス後電位 EPSP**（図 5.4 A）と過分極の方向の**抑制性シナプス後電位 IPSP** である（図 5.4

B).シナプスに到達する活動電位の数が多いほど神経伝達物質の放出量は多くなり，生じるシナプス電位は大きくなる．すなわち，前段階の細胞の活動情報は次のニューロンで再びアナログ信号に変換される．このような仕組みでシナプスでは情報が伝えられる．ほかに，シナプス前で起こる抑制があり，**シナプス前抑制**と呼ばれるものがある．

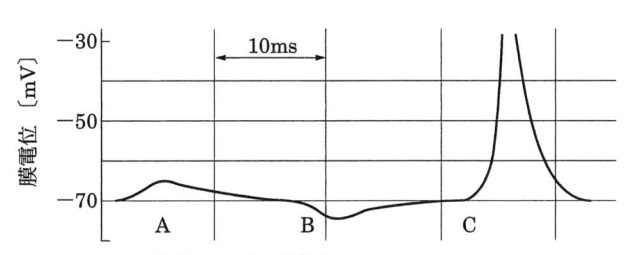

A：興奮性シナプス後電位 EPSP,
B：抑制性シナプス後電位 IPSP,
C：しきい値を超す EPSP による活動電位の発生

図5.4　後シナプス電位

3　パルスの発生と伝播

　細胞体の膜電位変化はそれぞれのシナプス電位の代数和となる．膜電位がしきい値に達すると活動電位が発生する(図5.4 C)．ニューロンは，反復的に活動電位(パルス)を発生し，その頻度は入力に依存する．パルス周波数変調 PFM により情報が伝えられている．なおシナプスでは，化学物質を介して信号が伝達されるので，約 1 ms の遅延が生じる．

　ニューロンはパルスを発射すると，その直後の刺激に対して絶対に反応しない**絶対不応期**(約 0.5 ms)と，その後しばらくはしきい値が通常よりも高くなる相対不応期がある．興奮が続くと，疲労が現れしきい値が徐々に増加し，興奮し難くなる．

4 ニューロンの基本動作

ニューロンは，多入力-1出力の非線形素子である．基本動作をまとめると，次のようになる．

① パルス頻度による情報伝達
② 多入力，1出力
③ 興奮性シナプスと抑制性シナプス
④ 膜電位の空間的および時間的加算
⑤ しきい値とその時間的変化(絶対不応期，相対不応期，疲労)

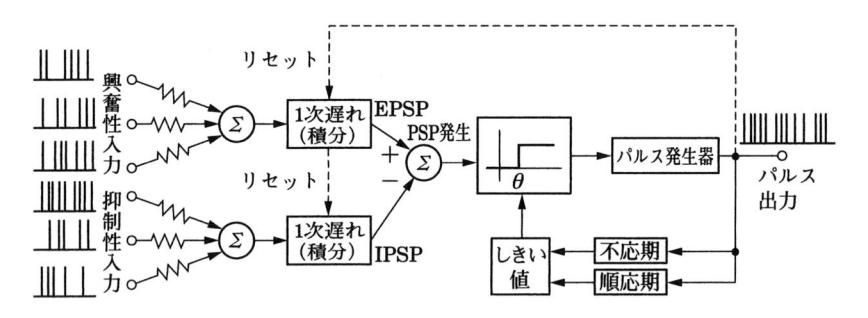

図 5.5　ニューロンの基本動作を示すブロック図

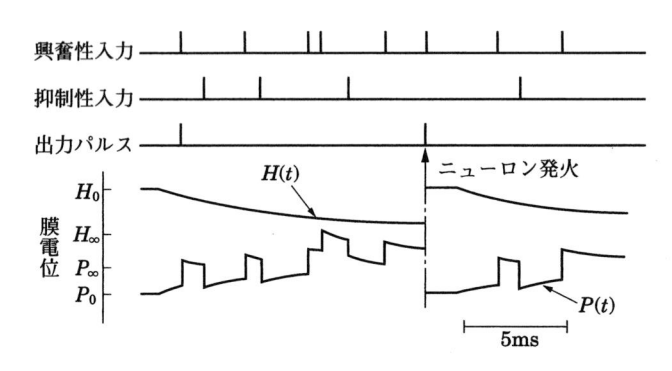

図 5.6　膜電位変化とパルス発生

⑥ パルスの伝導・信号の遅延

これらの基本動作を図5.5にブロック図で示す．時間的加重として EPSP，IPSP の時間経過に基づき，1次遅れを用いている．ニューロン動作の時間経過を図5.6に模式的に示す．興奮性入力，抑制性入力の各1チャネルに図のようなパルス列が与えられたときの膜電位，しきい値，パルス発生の時間的な経過を示す．

5.3 ニューロンのモデル

1 パルス入力・パルス出力のニューロンモデル

パルス入力，パルス出力を表現するセグンドのモデル[78]がある．発火した時刻を $t=0$ とすると，その後の膜電位 $P(t)$ は，

$$P(t)=P_\infty+(P_0-P_\infty)\exp[-(t-t_0)/\tau_P]+E(t)-I(t) \quad (t>t_0)$$
(5.1)

で表される．ただし t_0 は絶対不応期，P_0 は発火後の膜電位の初期値，P_∞ は静止膜電位，τ_P は膜電位の減衰の時定数，$E(t)$ は EPSP の総和，$I(t)$ は IPSP の総和である．しきい値は $H(t)$ であり，

$$P(t) \geq H(t)$$
(5.2)

となったとき，発火(パルスを発射)する．ただし，図5.6で H_0 は発火直後のしきい値，H_∞ は静止時のしきい値である．

2 形式ニューロンモデル

機能の面から追求した最初のモデルは，マカロとピッツ(McCulloch と Pitts, 1943)により提案された．①興奮性シナプス，抑制性シナプス，②膜電位の空間的加算，③しきい値，を考慮しており，図5.7の**形式ニューロンモデル**で表現される．入力 x，出力 y はともにアナログ信号で，その大きさはパルスの頻度に対応する．n 個の入力があり，i 番目のニューロンからの入力を x_i とし，

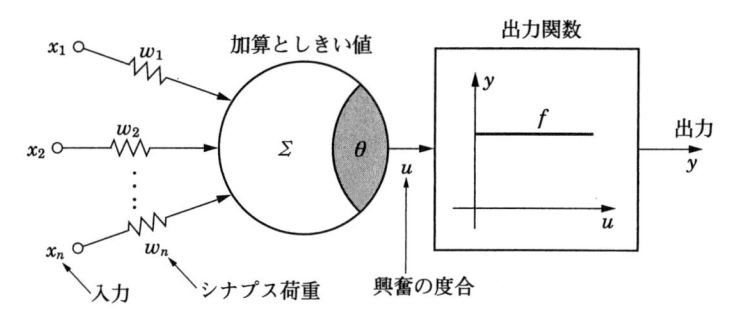

図 5.7　形式ニューロンモデル

結合の強さ（**シナプス荷重**あるいは**結合荷重**）を w_i とする．w_i は，興奮性シナプス結合では正，抑制性シナプス結合では負である．入力の線形荷重和が膜電位 P に相当する．

$$P = \sum_{i=1}^{n} w_i x_i \tag{5.3}$$

膜電位 P からしきい値 θ を差し引いた値，

$$u = P - \theta \tag{5.4}$$

はニューロンの活性度と呼ばれ，出力 y は，活性度の関数として

$$y = f[u] \tag{5.5}$$

で表現する．**出力関数** $f(u)$ が単位階段関数，

$$1[u] = \begin{cases} 1 & (u \geq 0) \\ 0 & (u < 0) \end{cases} \tag{5.6}$$

のとき，**線形しきい値素子モデル**と呼ばれる．これ以外に，出力関数として区分線形関数やシグモイド関数などがよく使用される．

3　時間を考慮した形式ニューロンモデル

活性度 $u(t)$ の変化の時定数を τ とし，

$$\tau \frac{du(t)}{dt} = -u(t) + \sum_{i=1}^{n} w_i(t) x_i(t) - \theta \tag{5.7}$$

$$y(t) = f[u(t)] \tag{5.8}$$

で表現する．このモデルでは，膜電位(活性度)は1次遅れ系である．神経回路の学習(自己組織化)など，時間とともにニューロンの荷重が変わる場合を取り扱うとき，このモデルをよく使用する．

5.4　線形しきい値素子モデルの応用例

1　パターン認識と識別関数

　物の形状や画像，音声などのデータを取り込み，その特徴を抽出して既知のデータとの照合により，それが何に対応するかを知ることが**パターン認識**である．パターンとはベクトルで表現され，パターンベクトルともいわれる．音声でいえば，たとえば，各時刻の音の強さを数値として並べたものである．パターンベクトルのうち，同じものと判断するパターンの集合を**カテゴリー**という．母音の"あ"を発声したとき，高い声でも，大きい声であっても，発生した音声パターンに対して，それは母音の"あ"というカテゴリーに属する．

　パターン空間において，一つのパターンは一つの点で表される．同じカテゴリーに属するパターンは通常似たベクトルであるので，図5.8(a)に示すように同一カテゴリーごとに集まって分布する．パターン認識とはパターン空間をカテゴリーごとに分割することにほかならない．

　線形しきい値素子において，簡単のため入力が2個の x_1, x_2 の場合を考える．

$$u = w_1 x_1 + w_2 x_2 - \theta \tag{5.9}$$

$$y = 1[u] \tag{5.10}$$

式(5.9)の $u=0$ の式は，$x_1 - x_2$ 平面の上の一つの直線(**識別関数**)を表す．すなわち，与えられた入力パターン x がこの直線のどちら側にあるかで，出力 y は0か1になる．つまり線形しきい値素子モデルは，この直線によってカテゴリ

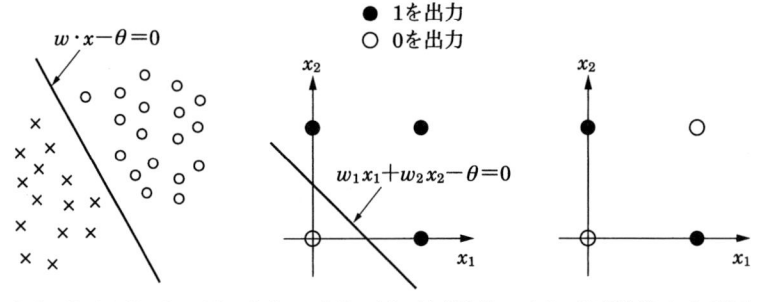

(a) 線形分離可能な例　(b) 2変数の例，線形分離が可能(OR)　(c) 線形分離が不可能(XOR)

図 5.8　パターン分類と線形分離

一分離をすることができ，パターン識別機械ともいえる．

入力の数が 2 個のとき識別関数は直線であるが，3 個では平面に，そして 4 個以上では超平面である．超平面によってパターンが二つのカテゴリーに分離できるとき，線形分離可能という．たとえば，図 5.8(b) の論理和は線形分離可能であるが，図(c)の排他的論理和は不可能である．

2　パーセプトロン

ニューロコンピューティングの原点ともいえる学習機械の**パーセプトロン**を取り上げ，簡単に説明する．

パーセプトロンは，1959 年アメリカのローゼンブラットによってパターン識別装置として発表された階層型の神経回路網モデルで，ニューロコンピュータの祖先ともいえるものである．図 5.9 に示すように，入力層(S 層)，連合層(A 層)，出力層(R 層)の 3 層からなる．S 層と A 層の間の結合はランダムで，荷重は固定である．連合層と出力層の間の結合荷重 w_i は可変であり，教師信号をもとに一定の規則で修正される．入力層に次々とパターンを提示し，教師信号の通りに出力層の出力が得られないと，荷重修正が行われる．これにより，入力パターンをいくつかのカテゴリーに分類するような問題が解けることがわかった．

パーセプトロンの学習則には種々のタイプがあるが，いずれも本質的には同等

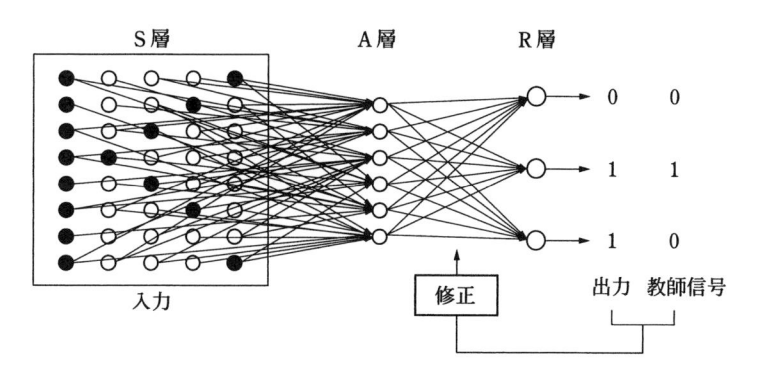

図 5.9　単純パーセプトロン

である．一般的な学習則は，入力パターンが与えられるたびに，荷重 $w_i(i=1, \cdots, n+1)$ を

$$\Delta w_i = -\varepsilon(y-t)x_i \tag{5.11}$$

だけ変化させる[65]．ここで ε はゼロに近い正の数，t は教師信号である．つまり，パーセプトロンが誤った出力を出したときのみ，荷重を入力に比例して修正する．**ヘブの学習則**に従っている(7章参照)．なお，図 5.9 のように出力層の素子が複数ある場合，各素子ごとに教師信号を与え，学習は独立にさせればよい．パターンが線形分離可能であり，超平面により二つのカテゴリーに分類できるとき，パーセプトロンは有限回の学習で正しい識別をする．パーセプトロンの収束定理は証明されている．

5.5　課　題

課題 5.1　異なる神経伝達物質があるが，その機能的な違いは何か．

課題 5.2　図 5.5 において，1 次遅れが時間加重(積分)に相当するという．理由を説明せよ．

課題5.3 2入力の論理和の関係(図5.8 b)を線形しきい値素子モデルを用いて実現せよ．式(5.11)を用いて荷重修正を行い，識別関数を求めよ．ただし，出力は+1，-1 とする．初期値は出力が誤となるように設定せよ．

第6章

神経回路と脳

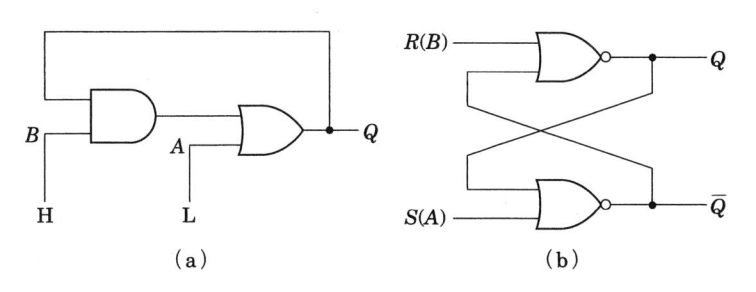

6.1 フリップフロップ

　順序論理回路はフィードバックループをもち，現在だけでなく，過去の入力（内部状態）に依存して出力が決まる．代表が**フリップフロップ**で，コンピュータの**記憶素子**として広く使用されている．

　図6.1に回路例を示す．図(a)で，入力AをL→Hと変化させると，出力QはHとなる．続いて入力AをH→Lにすると，出力QはHを維持する．入力Bについては，H→L→Hである．図6.1(a)と等価なセット・リセット・フリップフロップ回路を同図(b)に示す．セットSをHとすると，QはHとなり，リセットRをHとすれば，QはLとなる．生体にはフィードバック回路が発達しており，さまざまな機能を実現するのに役立っている．高機能の実現という点で，フリップフロップと共通する．

図6.1　フリップフロップ

6.2 神経の結合様式

脳を構成するニューロンの数は莫大であるが，そのニューロンの結合は規則性をもつ[81]．結合様式をまとめ，図6.2に示す．**神経回路**の特徴の一つは，発散と収束である．**発散**とは，一つのニューロンから出る軸索が枝分かれをして多くのニューロンと結合することである(図(b))．**収束**とは多くのニューロンからの軸索が一つのニューロンに集まって結合することである(図(c))．図(d)は抑制の結合を示し，図(e)はシナプス前抑制である．図(f)は軸索からの側枝が自らを抑制する回帰性の抑制である．図(g)は周囲のニューロンに抑制性結合をする**側抑制**である．発散，相反抑制，側抑制の回路の機能を紹介する．

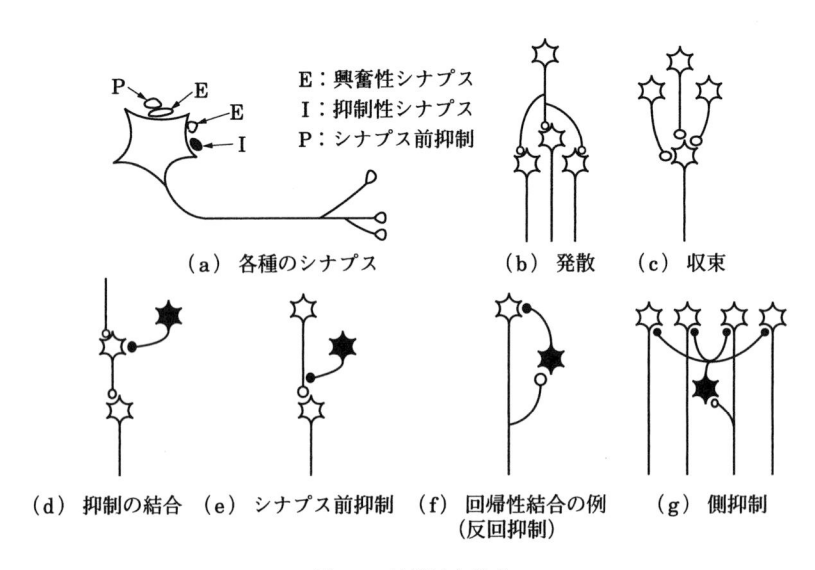

E：興奮性シナプス
I：抑制性シナプス
P：シナプス前抑制

(a) 各種のシナプス　(b) 発散　(c) 収束

(d) 抑制の結合　(e) シナプス前抑制　(f) 回帰性結合の例(反回抑制)　(g) 側抑制

図6.2　神経結合様式

1　発散の例：サイズの異なるニューロンの活動

発散の例として，大脳皮質のニューロンから脊髄のα運動ニューロンへの経路を取り上げる．この経路の特徴は，大きさ(サイズ)の異なるα運動ニューロ

ンが分布することである．サイズが違うニューロンは異なる振る舞いをすることになる．小さいサイズの運動ニューロンから大きいものまで多数の α 運動ニューロンが存在するが，図 6.3 では 3 種類 S, M, L を示す．いずれも大脳皮質の運動ニューロン CMN から興奮性結合がある．

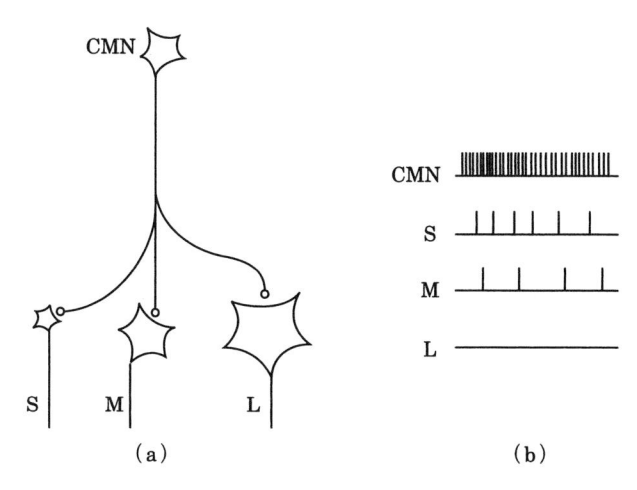

図 6.3　異なるサイズのニューロンの応答

サイズの大小は，機能としては，シナプスの結合荷重の大小に対応する．小さいサイズのニューロンは膜の抵抗が高いので，単一のパルスに対して発生する EPSP のピーク値は大きい．つまり，シナプスの結合荷重は大きいと考えればよい．CMN からある頻度でパルスが到達するとき，小さいサイズのニューロンの膜電位は増加速度が速く，早くしきい値に達して発火する．これに対して，大きいサイズのニューロンの EPSP は小さく，結合荷重が小さい．このため発火しにくい．

図 6.3 にニューロンの動作の一例を示す．S, M, L の順にしきい値が高くなっている．CMN のパルス列に対して，サイズの小さいニューロン S は最初に発火し，その後のパルス発射の頻度は高い．中間サイズのニューロン M が続いて発射を開始するが，その頻度は S よりは低い．サイズの大きいニューロン L は，この CMN からのパルス列では発火しない．このような α 運動ニューロンの振

る舞いは，巧妙な運動制御の基礎となっている．

2　相反抑制回路：歩行リズムの発生

　振動現象は神経回路においてよく見られる．昆虫やネコを用いて，**歩行リズム**のパターンを発生する神経回路がくわしく調べられている．**相互結合**の神経回路が基本であることがわかっている．その回路の基本を紹介する．1対のニューロンを考え，しきい値，疲労という非線形特性を取り入れて，歩行パターンにみられるよう交番する神経活動を実現した Reiss のモデル[72]である．

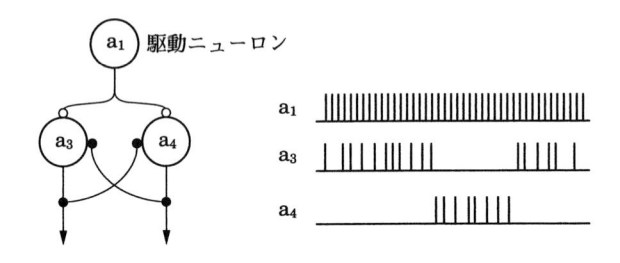

図6.4　リズム発生のニューロンモデル

　図 6.4 に示すように，二つのニューロン a_3 と a_4 が相互に抑制をする．**相反抑制回路**である．a_1 から共通の入力を与える．相反抑制回路の結合がまったく対称であれば，安定な平衡点が存在し，交番する振動現象は現れない．そこで疲労効果などを導入して非対称となるようにすると，振動を起こさせ，持続させることができる[65]．Reiss のモデルでは，しきい値，不応期，疲労を考慮している．つまり，ニューロン a_3 が活動し続けていると，疲労が生じ，a_4 への抑制が減少し，ついには a_4 が発火し始める．そうなると a_3 が抑制され，発火を停止する．図 6.4 にその様子が示されている．この回路は，昆虫の飛翔運動に対応する神経回路モデルであり，昆虫でみられるような交番運動が発現している．

6.3 側抑制

1 側抑制回路の応答

側抑制は視覚,触覚などの感覚系をはじめ脳の多くの部位で観察され,コントラストを強調する空間フィルタとして働く.

図6.5に示すように,2種類がある.図(a)は,標的ニューロンに対して興奮性結合をし,周辺に対して抑制性結合である.順方向型側抑制である.図(b)は,ニューロンの出力がその周辺のニューロンに対して抑制性結合をする.逆方向型側抑制である.

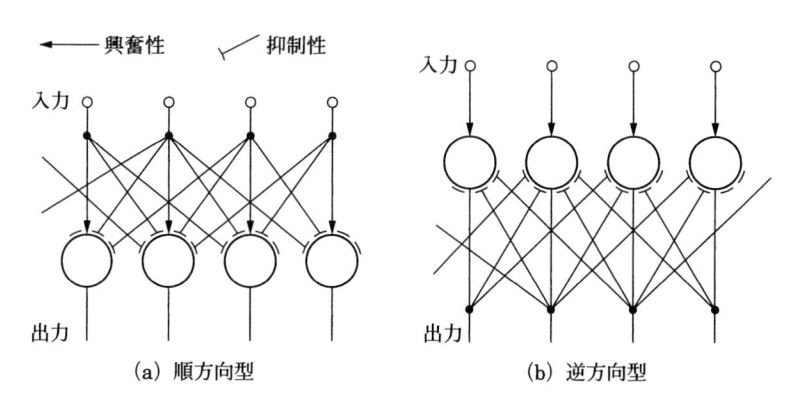

図6.5 側抑制の回路

カブトガニの複眼における側抑制の仕組みがハートラインらにより詳しく研究された[57].個眼の出力は側枝により他の個眼に対して抑制性の信号を送る.逆方向型側抑制である.その応答を紹介する.

図6.6(a)に示すように,光を遮断して空間的に白から急に黒に変わるステップ状の刺激を与える.そのときの各視神経の応答の大きさをプロットすると,図(b)のRのようになる.Sは刺激である.光刺激のエッジの周辺で応答が大きく変化し,コントラストを強調していることがわかる.なおA, Bは図(a)の記録A,記録Bに対応する.

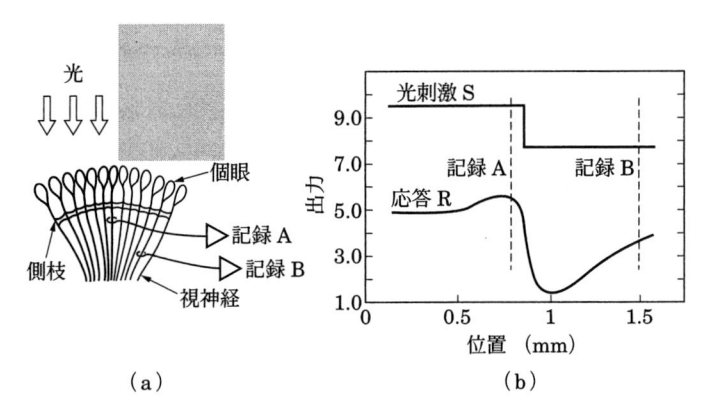

図 6.6 空間的ステップ状光刺激 S に対するカブトガニ複眼の応答[57]

2 側抑制回路の微分作用

側抑制が空間的な微分作用をもつフィルタとして機能していることを，説明が容易な順方向型側抑制を用いて説明する．1次元関数 $f(x)$ を x の近傍でテーラー展開し，高次項を無視すると

$$f(x+h) \cong f(x) + hf'(x) + \frac{h^2}{2}f''(x) \tag{6.1}$$

$$f(x-h) \cong f(x) - hf'(x) + \frac{h^2}{2}f''(x) \tag{6.2}$$

となる．両式の和を計算すると，

$$f''(x) = \frac{-2}{h^2}\{-0.5f(x+h) + f(x) - 0.5f(x-h)\} \tag{6.3}$$

となる．すなわち，中心が 1 (興奮性)，その左右が -0.5 (抑制性) の重みをつけた線形荷重和をとり，それに定係数を掛けた値は近似的に空間的な **2 次微分**に等しい．

3 側抑制回路の定式化

図 6.5 の 1 次元の側抑制回路において，ニューロンが密に一様に分布し，そして無限に並んでいるとする．つまり数学的な取り扱いが容易であるので，ニュー

ロンは連続的に分布すると仮定する．系は線形で，入力 $s(x)$，出力 $z(x)$ はアナログ量で，パルス頻度とする．x は位置である．

まず(a)順方向型について考えよう．結合荷重を $w(x)$ とする．位置 x にある細胞は，位置 λ に与えられた刺激 $s(\lambda)$ から，結合の強さ（結合荷重）$w(x-\lambda)$ の影響を受ける．したがって，位置 x にある細胞が受け取る入力の総和（＝細胞の出力）$z_f(x)$ は，

$$z_f(x) = \int_{-\infty}^{\infty} w(x-\lambda)s(\lambda)d\lambda \tag{6.4}$$

と表される．右辺が**たたみ込み積分**である．

図6.5(b)の逆方向型についても同様に取り扱うと，出力 $z_b(x)$ は，

$$z_b(x) = s(x) - \int_{-\infty}^{\infty} w(x-\lambda)z_b(\lambda)d\lambda \tag{6.5}$$

となる[32]．

6.4 脳の構造と機能

運動系や感覚系の機能を理解するとき，中枢神経系の各部の働きや情報の流れ，位置関係を知っておくと大いに助けになる．ここでは，以後の各章の理解の助けになるように，中枢神経系の各部の機能を簡単にまとめておく．また，脳とコンピュータの比較を述べる．

1　中枢神経系

中枢神経系は脳と脊髄に分けられる．脳は，大きくは，大脳，小脳，脳幹に分けられる（図6.7）．大脳は，新皮質，大脳辺縁系，大脳基底核からなり，脳幹は間脳，中脳・橋・延髄からなる．

脊髄は感覚情報の伝達と反射に関わる．身体各部の感覚情報が脊髄を経て，脳に伝えられ，また脳からの指令が脊髄を経て筋へ伝えられる．

脳幹は情報入力インターフェースであり，また生命維持に必要な器官の制御の

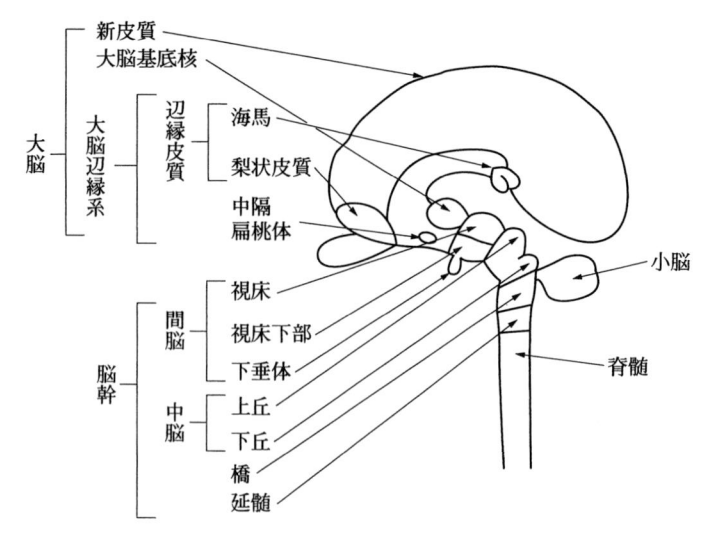

```
                    ┌ 新皮質
                    │ 大脳基底核
                    │       ┌ 海馬
              ┌ 大脳辺縁系 ── 辺縁皮質 ─┤ 梨状皮質
  大脳 ──┤              │       │ 中隔
              │              └ 扁桃体
              │       ┌ 視床
              │ 間脳 ─┤ 視床下部
  脳幹 ─┤       └ 下垂体
              │       ┌ 上丘
              │ 中脳 ─┤ 下丘
              │ 橋
              └ 延髄
```

図 6.7 中枢神経系の主要な部位

中枢である．主要部の機能を列挙する．

視床は視覚，聴覚などの各種の感覚器からの信号を大脳に送る中継地，つまり情報入力インターフェースとなっている．

視床下部は体温，血圧，摂食行動などを調節する自律神経系の高次中枢であり，喜び，苦痛，憂鬱など情動機能にも関与している．

中脳・橋・延髄は機能的には連続しており，視覚系，聴覚系などの求心性神経線維および大脳からの遠心性神経線維の中継点にあたる．**延髄**は，呼吸，循環，消化などの機能を調節する中枢である．

大脳基底核は大脳，小脳と同程度に重要であり，運動，記憶，知能，感情など，大脳皮質にみられる機能が基底核でもみられる．

小脳は体の平衡維持，運動の調整など運動制御に深く関与している．

外界のセンシング，脳での処理，筋運動系への指令という流れをたどってみると，脳幹・脊髄(情報の伝達)→視床(情報入力インターフェース)→辺縁皮質(本能，情動)→新皮質(適応，創造，行動)→小脳(円滑な運動)→大脳基底核(出力インターフェース)→脳幹・脊髄(指令と反射)である．( )は各要素の機能である．

2　大脳の構造と機能的地図

大脳の表面の灰白質は大脳皮質と呼ばれ，1 mm³ あたり約10～50万個のニューロンが存在し，細胞体が層構造をつくっている．灰白質では，有髄神経線維が集まっている．

大脳皮質は主な脳溝を境に，前頭葉，頭頂葉，側頭葉，後頭葉に分けられる（図6.8）．大脳皮質では部位により機能が異なり，大きな区分（機能領野）としては感覚野，言語野，運動関連野，連合野があり，さらに細かく区分される．各機能領野の働きをまとめると，**前頭葉**には，運動野（筋への運動指令），運動連合野（随意運動のプログラム），前運動野（キーボードを打つような複雑な運動パターン生成），前頭前野（予測などの高次行動プログラム）およびブローカ言語野（発声での構音のための筋運動の制御）がある．

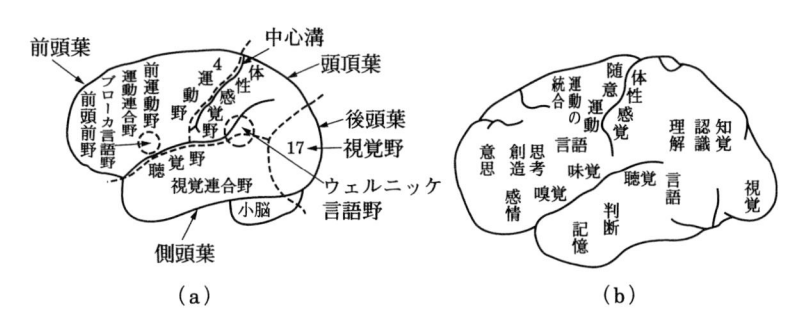

図6.8　大脳の機能的な地図

側頭葉には，側頭連合野（視覚パターン認識，高次聴覚機能，記憶），聴覚連合野（音声と言語情報の連合）およびウエルニッケの言語野（言語の理解と意味解釈）がある．

後頭葉には，第1次視覚野（視覚情報の特徴抽出）および視覚連合（形，運動，立体，色などの視覚情報処理）がある．

頭頂葉には，体性感覚野（触覚，痛覚などの体性感覚）および頭頂連合野（体性感覚と運動・姿勢に関する空間視覚を統合しての空間認識）がある．

3　脳とコンピュータ

　小さなコンピュータでも1秒間に1億回以上の掛算が可能であり，いくつもの辞書の内容を記憶し，瞬時に読み出しできる．これをヒトにさせるのはむずかしい．逆のこともある．脳とコンピュータの違いをみてみよう．顕著な違いは，情報の表現，動作速度，入力と出力の数，構造の改変である．処理様式の違いが表6.1のようにまとめられている[38]．

表6.1　脳と計算機の比較

	計算機	脳
情報表現	デジタル	アナログ（パルス頻度）
動作速度	数ns	数十ms
入力数	10	10 000〜100 000
出力数	10	10 000〜100 000
構成要素	トランジスタ	ニューロン
記憶	メモリ	シナプス
構造	固定	可変

　コンピュータでは情報を2進数でデジタル表現し，論理演算をする．脳ではパルスの頻度に変調されて信号が送られ，ニューロンではアナログ演算である．動作速度はコンピュータが圧倒的に速い(GHzのオーダー)．脳は遅い(数十Hz)．しかし，ヒトは状況や文章などをコンピュータより素速く判断ができる．コンピュータの直列計算と脳の超並列演算の差である．処理要素の入力数，出力数の差に反映されている．一つのニューロンの受け持つ入力数と送り出す出力数は膨大である．コンピュータの直列演算では，メモリバスを用いて，一時に一つのデータのアクセスで十分であるので，入出力数は少なくてすむ．経済性が高い．ヒトの脳は，配線が固定ではなく，なくなったり，つくられたりして，構造が変わる．脳の可塑性である．

　脳の解明は大きなテーマであり，機能に関する研究は生理学を中心にして行われてきたが，近年になって心理学や工学の分野が協力して展開がされている．工学の脳研究には，脳の計測・解析と脳の構成的研究の二つがある．前者は脳波計，脳磁図，fMRIなどを用いた研究である．後者は脳の工学的なモデルをつく

り，動作原理を把握しようという立場である．人工知能，人工ニューラルネットワークなどがこれに対応する．人工知能は，心理学，認知科学と深く結びつき，自然言語処理や推論などを扱う点に特徴があり，人工ニューラルネットワークは脳の超並列処理に特徴を見出している学問である．

6.5 課題

課題 6.1 図 6.6 において，刺激 S の 2 次微分が近似的に応答 R となることを試みよ．

課題 6.2 式 (6.4) のたたみ込み積分における，$w(x-\lambda), s(\lambda), w(x-\lambda)s(\lambda)$ を横軸 λ として図示せよ．ただし，$w(x)$ は三角形で，$s(x)$ は矩形波とする．

課題 6.3 側抑制回路では，式 (6.4) の結合荷重 $w(x)$ はどのような形状であるか．

課題 6.4 式 (6.4) と式 (6.5) をフーリエ変換し，順方向型と逆方向型抑制回路の周波数伝達関数の関係を示せ．

第 7 章
記憶・学習とニューロコンピューティング

7.1 鍛錬

　紀元前 1500 年頃，小アジア東方で人類は鋼鉄をつくることを発見した．鉄鋼は熱処理によりその性質を大きく変える．そのよい例が日本刀であろう．「折れず，曲がらず，よく切れる」という，互いに矛盾するようなことを克服し，美しさまで備わっている．備前を初め，各地に名匠がいた．鍛錬に鍛錬を重ねて刀身をつくりだし，焼入れ，研ぎを経て仕上げられる．繰り返しの鍛錬により内部構造に変化が生じ，性質が大きく変わり，そして，それが保持されている点，学習・記憶と共通するものがある．また使わないでいると，切れ味が悪くなったり，さびてくる．

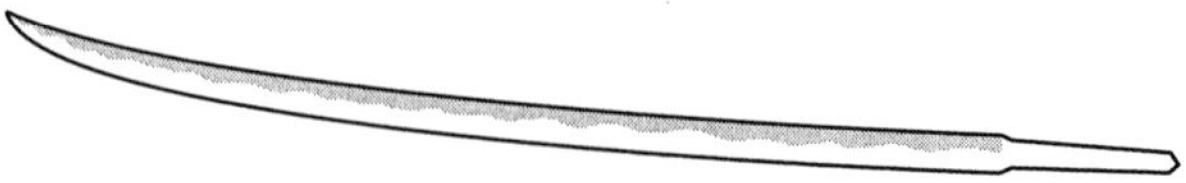

図 7.1　刀

　学習・記憶は，信号伝達に重要な働きをしているニューロンで行われ，シナプスでの変化(**シナプスの可塑性**)が基本である．新しく学習が成立すると，シナプスの数が増えたり，神経伝達物質の分泌量が増えたりする．その結果シナプス電位も大きくなり，神経細胞が興奮しやすくなる．学習したものを忘れたりする場合，シナプスの変化はこの逆方向に変わる．

本章では，脳の可塑性に関する現象を説明し，さらに機械学習の例として，ニューロコンピューティングの代表的なものを説明する．

7.2 神経系の学習の本質

脳の重要な性質の一つとして，種々の内的，外的要因により神経回路の修正や新たな形成があり，あるいは神経回路の機能が永続的に変化することがある．脳が示す著しい柔軟性は生物の大きな特徴であり，脳の特質である．**学習・記憶**の基本について述べる．

1 成長過程における脳の可塑性

脳の可塑性の好例は視覚系である．子ネコを生後3〜14週の期間に，垂直方向の縞模様しか見えない視覚環境(図7.2)におくと，そのネコはその後，水平方向の輪郭は見えにくくなる[27]．そして垂直の方位の ±30°の範囲に至適方向をもつ視覚野ニューロンがほとんどになる(単純型細胞はある方位の線分刺激に選択的に反応する．11章参照)．つまり水平方向の線分に応答する視覚野ニューロンは

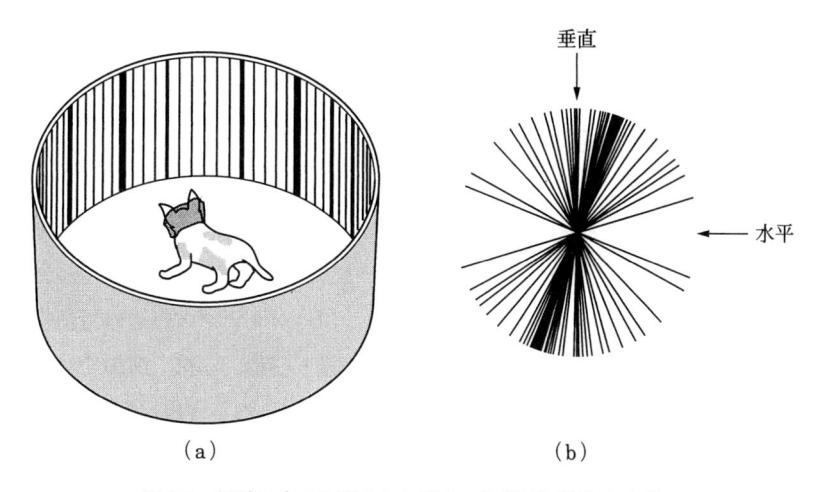

図7.2　縦縞の中で生育された子ネコと単純型細胞の応答

ほとんどなくなる．この変化は，生後3か月を過ぎると起こらない．

　脳の神経回路は生まれたときから完成しているのではなく，与えられる刺激により大きく変更するような仕組みになっている．ローレンツは，刷り込みという動物の生後のごく早い時期に起こる特殊な学習を動物行動学の立場から明らかにしている．

2　成熟段階での脳の可塑性

　神経回路網はいったん形成されると，二度と変更が不可能な非常に固定的なものだと考えられていた．しかし，完成した脳の神経回路も，環境変化でその回路の機能的，形態的構成を変化し得る可能性があることが明らかになってきた．つまり，成熟した段階における脳の可塑性の存在である．成人での例を示そう．事故により脊髄損傷を受け，脊髄から上腕の筋への神経が切断された患者での，**神経のつなぎ換え**の臨床研究の結果である[83]．患者の肋間神経(呼吸筋支配)の一部を，上腕筋の筋皮神経へつなぎ換える．最初は呼吸に伴い腕が動くが，後には随意的に腕を動かす(肘を屈曲させる)ことができるようになる．

3　シナプスの可塑性の基本

　シナプスの可塑性には，大きく分けて2種類がある．
　① シナプス結合の可塑性
　② シナプス伝達の可塑性

である[81]．事務所での処理する仕事が増えた場合を考えてみよう．これに対処するために，(a)所員の人数(シナプスの数)を増す方法か，(b)人数はそのままにしておいて一人ひとりの処理能力を増す(シナプスでの伝達効率を高める)方法の二つがある．(a)がシナプス結合の可塑性に，(b)がシナプス伝達の可塑性に対応する．シナプス結合の可塑性に関しては，神経・筋系，赤核，海馬で見出された**発芽**(健全な神経線維からの新しいシナプスが形成される現象)がある．シナプス伝達の可塑性には，伝達効率の増加と減少の2種類がある．前者は海馬，軟体動物のアメフラシで，後者は小脳で確認されている．

7.3 シナプスの可塑性の例

1 シナプス結合の可塑性

　成ネコの前肢の末梢神経の屈筋神経と伸筋神経を組み換える交叉縫合手術を行い，2〜8か月飼育する．この結果，ネコの前肢運動は最初逆転しているが(腕を屈曲しようとすると伸展し，伸展しようとすると屈曲する)，次第に手術した前肢で餌をとるような運動ができるようになる．

　図7.3に示すように大脳運動領からの線維は，**赤核**にシナプス(大脳赤核シナプス)を形成している．前肢および後肢を支配する赤核細胞からシナプス電位を計測した結果，前肢支配の赤核細胞では新たに大脳赤核シナプスが形成されたことがわかった(図(a)左上矢印で示される破線部)．末梢での機能変化に対する脳の可塑性を細胞レベル(赤核)で明らかにした塚原ら[82]の画期的な研究である．

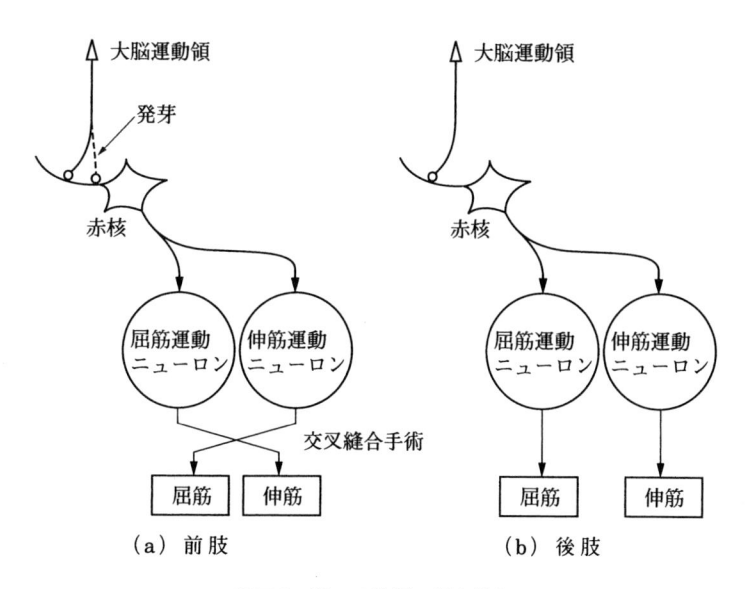

図7.3　筋への神経の組み換え

2　シナプス伝達の可塑性

　大脳深部にある**海馬**を含む側頭葉が損傷された患者が重篤な記憶障害に陥るという報告からわかるように，海馬は古くより**記憶**の形成や保持に重要な部位と考えられ，海馬は記憶の制御に関する脳内の中心的な部位であろうといわれている．シナプス伝達の増大の代表的なものが，海馬で発見されている．ブリスらは，海馬の穿通線維-顆粒細胞間シナプスに連続的にインパルスが通過すると，伝達効率の上昇が数時間も続くことを報告した．これは，**長期増強**と呼ばれる現象である．

　正常に対して左右が逆に見えるように視覚環境を変えた場合，前庭動眼反射の適応機構が働き，小脳が重要な働きをすることを1章で述べた．小脳における学習である．**小脳皮質**の入力系は登上線維，苔状線維の2種類であり，出力系は**プルキンエ細胞**からの軸索である．

　図7.4に示すように，プルキンエ細胞1個に対し，1本の**登上線維**が興奮性シナプス結合をする．**苔状線維**は顆粒細胞で中継され，その出力系である平行線維は，プルキンエ細胞に興奮性にシナプス結合する．1個のプルキンエ細胞には，約6000本の異なる苔状線維からの情報が収束する．プルキンエ細胞が平行線維と登上線維の両者からほぼ同時に，そして継続して信号を受けていると，平行線

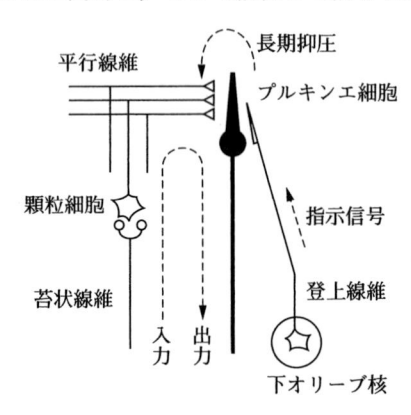

図7.4　プルキンエ細胞の長期抑圧

維とプルキンエ細胞間のシナプス伝達効率が低下する[30]．

なお，小脳がパーセプトロンと同様の原理で情報処理を行っているのではないかという仮説は，1970年頃アルバスやマーによって提案されている．伊藤らは[45]はプルキンエ細胞のシナプス結合の変化を調べ，生理学的な裏づけをしている．

7.4 ニューロコンピューティング

1 ニューロコンピュータの概要

脳・神経系の情報処理の仕組みが今日のノイマン型のコンピュータとは基本的に違っていることは6章で述べた．数値計算，論理演算処理などでは今のコンピュータのほうが勝るが，文字，図形，音声などのパターン認識，複雑微妙な制御などではヒトのほうがすぐれている．脳にヒントを得て，人工的に**ニューラルネットワーク**を構築し，パターン認識，入出力関係の近似(システムのモデル化，予測など)，組み合わせ最適化などの新しい情報処理の装置を開発する試みがなされている．**ニューロコンピュータ**である．小規模なネットワークであり，機能も低く，まだまだ生体にはほど遠いが，工業技術の世界で実用化され，評価されている．ここでは，その原理であるニューロコンピューティングの基本的な事柄を説明する．

2 ヘブの学習則

人工ニューロンでの"**学習**"とは，次々と入力を与えて，ネットワークのシナプス荷重を修正することである．それにより情報を蓄えるわけである．このシナプス荷重変化のルールを具体的な形で示したのが，心理学者のヘブ(Hebb, 1949)である．**ヘブの学習則**の基本概念を簡単に述べる．図7.5のS_iとR_jの2個のニューロンにおいて，「ニューロンS_iと同時にニューロンR_jが興奮するとき，S_iからR_jへの伝達効率(シナプス荷重)は増加する」．

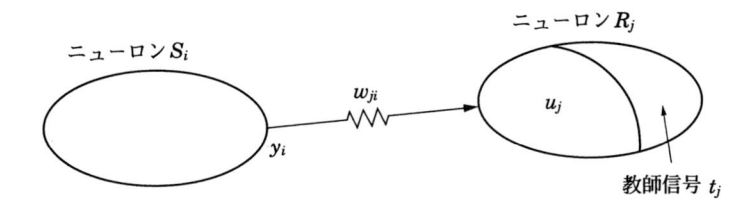

図 7.5 ヘブの学習則の説明図

7.5 ニューロコンピュータの例

1 バックプロパゲーション(誤差逆伝搬法)

　パーセプトロンの最大の欠点は,"二つのパターンのクラス分離が線形分離可能である"という条件である.また実際の問題に適用するには,中間層(A層)の素子数を非常に大きくしなければならない.この問題を解決したのが,**バックプロパゲーション(誤差逆伝搬法)**と呼ばれる**学習則**である[74].一般には,図 7.6 に示す形式ニューロンを用い,出力関数 $f(u)$ は連続値(通常,0 から 1)をとる微分可能な関数である.この条件は重要である.

　図 7.7 の多層ネットワークで説明する.入出力特性を次のように一般化して表現する.K 層におけるニューロン j と K−1 層のニューロン i の結合荷重を w_{ji}^{K-1} とする.ニューロン j の膜電位 u_j^K,出力 y_j^K は

$$u_j^K = \sum_i w_{ji}^{K-1} y_i^{K-1} \tag{7.1}$$

$$y_j^K = f(u_j^K) \tag{7.2}$$

となる.添え字 K は K 層を表す.各ニューロンには,しきい値を考慮するために定数 1.0 を一つの入力として与える.ある入力パターン p が与えられたとき,$y_m^M(p)$ を出力層 M の素子 m の出力,$t_m(p)$ をその希望出力とする.学習では,誤差の 2 乗和である評価関数 E

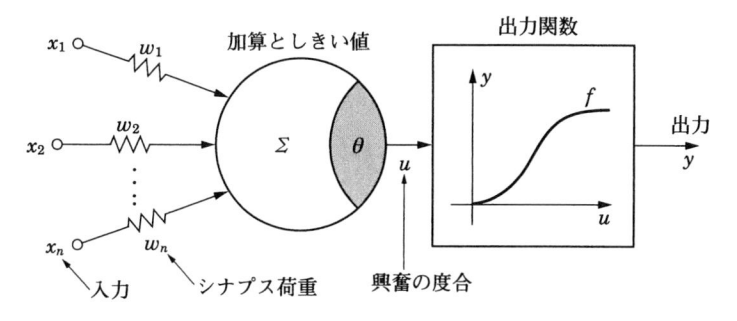

図 7.6　ニューロンのモデル

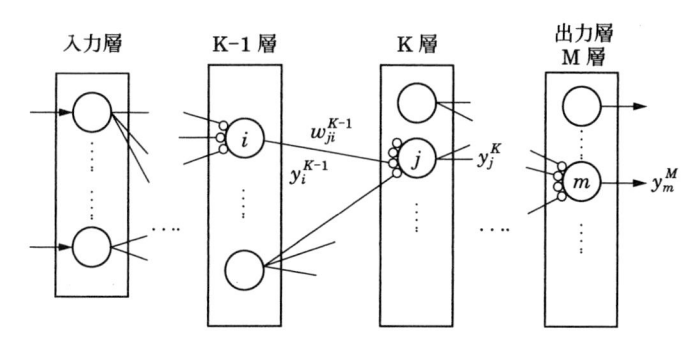

図 7.7　多層ネットワーク

$$E = \frac{1}{2}\sum_{m,p}(t_m(p) - y_m^M(p))^2 \tag{7.3}$$

を最小にするように結合荷重を修正する．E の最小値に達するには荷重を $\partial E/\partial w_{ji}$ に比例した量だけ変化させればよい．

$$\Delta w_{ji}^{K-1} = -\varepsilon \frac{\partial E}{\partial w_{ji}^{K-1}} \qquad (\varepsilon > 0) \tag{7.4}$$

である．誤差曲面上をこう配がもっとも急な方向に進むので，この学習則は**最急降下法**と呼ばれる．右辺は，次のように求まる．合成関数の微分公式を使用すると，出力層では，

$$\frac{\partial E}{\partial w_{ml}^{M-1}} = \sum_p (y_m^M - t_m) f'(u_m^M) y_l^{M-1} \tag{7.5}$$

となる．中間層は，

$$\frac{\partial E}{\partial w_{ji}^{K-1}} = \sum_P \frac{\partial E}{\partial y_j^K} f'(u_j^K) y_i^{K-1} \tag{7.6}$$

ただし，

$$\frac{\partial E}{\partial y_j^K} = \sum_k \frac{\partial E}{\partial y_k^{K+1}} f'(u_k^{K+1}) w_{kj}^K \tag{7.7}$$

となる．式(7.7)の値は，出力層の値から求まる次の値

$$\frac{\partial E}{\partial y_m^M} = (y_m^M - t_m) \tag{7.8}$$

を用いて，順々に前の層へ計算していけばよい．出力側から入力側の層へ誤差を順次伝えていくので，**誤差逆伝搬**と呼ばれる．

2 バックプロパゲーションの応用例

セイノフスキー[79]は英語の文章を入力し，その**発音**を出力するネットワークの NETtalk を開発した．英語の発音とつづりの間にはいくつかの規則があるが，不規則なものも多くあるので，人工知能的な手段で規則を記述して，すべてを網羅するのはむずかしい．つづりと発音の間には望ましい対応関係は存在しており，ニューラルネットワークの学習能力が発揮できる．ニューラルネットワークへの一般の興味を大いに高めた研究である．その概略を紹介する．

入力層は7組に分け，各1組は入力文字列のうちの1文字を表現する(図7.8)．1組には29個の素子がある．各素子はアルファベット26文字とスペース，カンマ，ピリオドに対応する．1文字に対して，該当する1個の素子が1を出力し，他の素子は0である．中間層は80素子からなる．出力層は26素子で，**発音記号**を表す21個の素子とアクセント，シラブルの区切りを表す5個の素子からなる．出力層の素子は複数個が1を出力する．なお，結合荷重の総数は18629個である．

学習では，7文字の中央の文字(4文字目)の正しい発音を出力させることである．図7.8では文字"C"である．他の6文字はこの正しい読みを決めるための部分的な文脈情報として使われる．各単語を1文字ずつシフトさせて入力層に提示し，学習させる．学習用には，子供の自然な発話を書き取ったもの(約1000

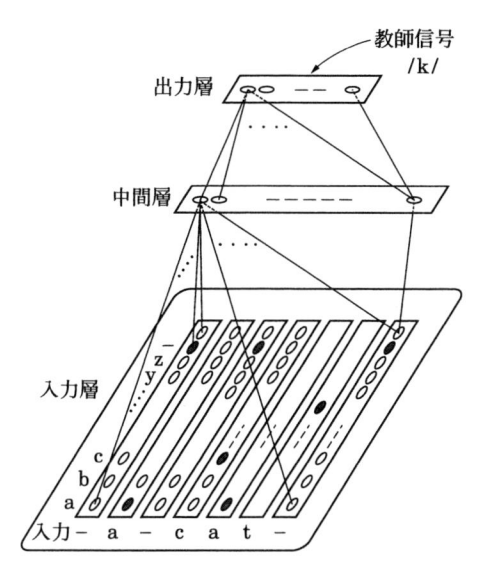

図 7.8　NETtalkの構成

語)と辞書を使っている．学習に用いた単語に対して 95%以上の正解率，未学習の単語について約 80%の正解率が報告されている．

3　ホップフィールドのモデルと連想記憶

　ニューロンの出力が入力にフィードバックされる**相互結合型**のニューラルネットワークがある．代表が**ホップフィールド**[40]のモデルで，最適化計算や連想記憶に利用された．

　最適化計算に応用された代表例が巡回セールスマン問題である．いくつかの都市と，それらの間の距離を与えられたとき，すべての都市を回る最短経路を求める問題である．解析的な解法がなく，すべての組み合わせについて調べるしかないため手間のかかる問題である．相互結合型のニューラルネットワークでは，必ずしも最適解は得られないが，素早く最良に近い解を出してくれる．

　連想記憶には，たとえば，自己想起型の連想記憶がある．それは，複数の文字の形を記憶している状態で，一部が欠けている文字を見せたとき，その文字が何

7.5　ニューロコンピュータの例　　79

であるか，記憶してる中から最も近いものを答えることに相当する．ニューラルネットワーク，相互結合型のニューラルネットワークや連想記憶については多くの成書[7,65]がある．

7.6 課　題

課題7.1　式(7.5)を導け．

課題7.2　式(7.5)とヘブの学習則との関係を論ぜよ．

第8章

筋の収縮と張力制御の神経機構

8.1 形状記憶合金と筋

　チタンとニッケルの合金は，**形状記憶効果**を有する興味ある材料である．図8.1に示すように，常温で引き延ばした状態にしておき，合金に大きな電流を流すと，短縮し，重りをもち上げる．温度が上昇し，それによって形態変化が起きたのである．合金のコイルの温度を上げると，張力が増大する(図(c))．ヤング率は一定ではなく，温度が高くなると増大する．弾性が変化するというこの性質は，筋と共通するものである．

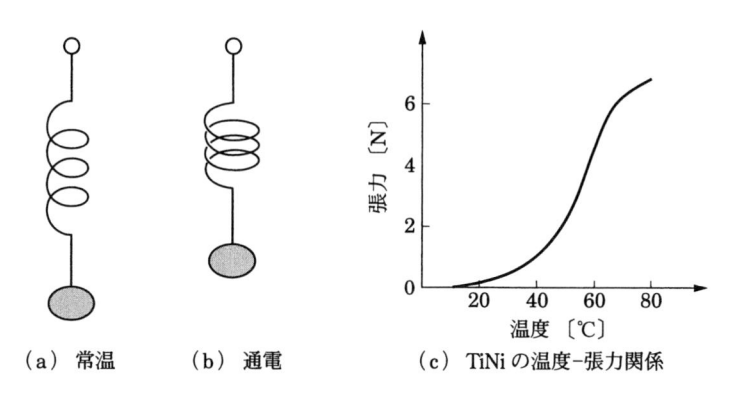

　　　　(a) 常温　　(b) 通電　　(c) TiNi の温度−張力関係

図 8.1　形状記憶合金の振る舞い

　生体の**筋**は電気モータや油圧式などの工業用**アクチュエータ**と比べると，次のような特徴をもつ．①コンパクトである．②出力/重量が大きい．③柔らかい．

④弾性，粘性が一定ではなく，収縮の強さに応じて変化する．これは，工業用のアクチュエータには見られない注目すべき性質である．

　筋は力を発生する能動的な細胞であり，その収縮機構(力発生の機構)には特別の興味を抱かすものであるが，それに加えて，力学的性質にも興味ある性質がある．弛緩しているときと収縮しているときでは，その力学的な性質が大きく異なる．本章では，これらの点に焦点をあてて説明する．

8.2　筋の収縮と力学的特性

1　構造と収縮の機序

　骨格筋の構造の模式図を図8.2に示す[63]．筋の両端は腱を介して骨に付着している．筋は多数の筋線維が長軸方向に走行している．筋線維の表面は細胞膜である．筋原線維の内部には太い**フィラメント**と細いフィラメントの2種類がある．筋原線維はZ膜によって円盤状に仕切られている．Z膜からZ膜までを**筋節**といい，筋線維の形態学的単位である．筋節の長さは2 μm の近傍で変化する．

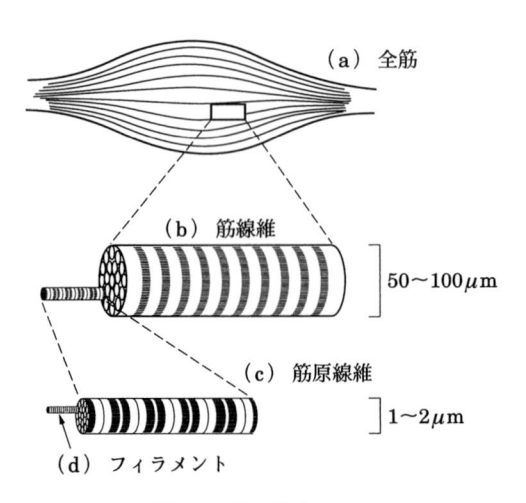

図8.2　筋の構成

運動ニューロンからの神経パルスが筋に伝えられ，筋細胞膜が興奮する．興奮は筋細胞膜を伝播し，これにより Ca イオンが筋細胞内に遊離され，アクチン-ミオシン-ATP の収縮の化学反応がフィラメント間に生じて筋は短縮する．再び Ca イオンが取り込まれることにより筋は弛緩する．筋が短縮すればおのおのの筋節も同じように短縮する．**アクチン**や**ミオシン**のフィラメント自体の長さはほとんど変化せず，細いフィラメントが太いフィラメントの間にすべり込むことによって収縮が起こる．**滑走説**である（図 8.3）．

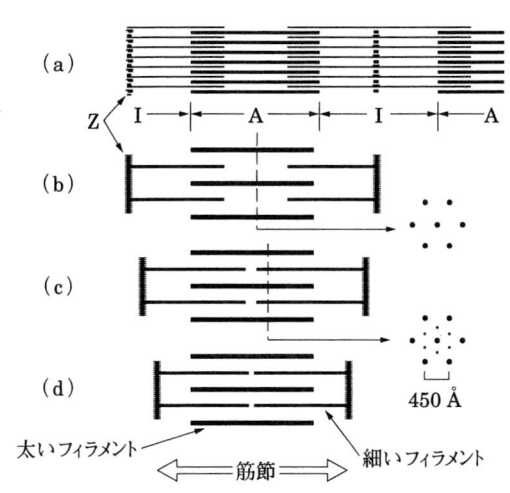

（a）は筋節（Z 膜から Z 膜）の構造の横断面（模式図）
短縮時（（b）から（d）へ），A 帯の長さは変化しない

図 8.3　フィラメントの滑走

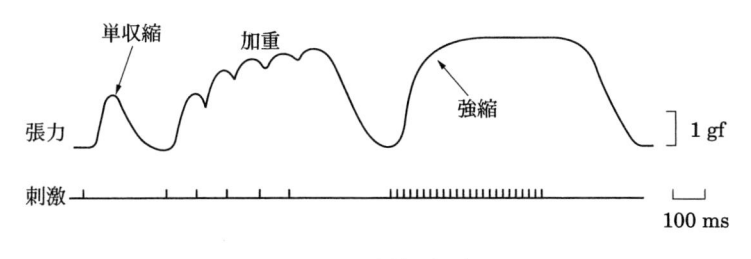

図 8.4　収縮の加重

単一のインパルスの刺激を与えると，筋は一度ピクッと収縮し，すぐ弛緩する．これを**単収縮**という(図8.4)．繰り返しのパルス刺激を加えると，パルス刺激ごとに細胞内のCaイオン濃度が上昇し，単収縮が加重されて張力が増大する．パルス頻度が高くなるとなめらかな収縮(**強縮**)が得られる．

2 筋の力学的性質

筋の主要な力学的性質は次の通りである．
① 筋は自ら短縮する力を発生するが，伸ばす力は発生しない．
② 発生張力はパルス頻度および筋の長さに依存する．
③ 短縮速度は負荷に依存する．

(1) 筋長-力関係

筋には筋細胞膜，結合組織など収縮に直接関係しない受動的な要素がある．弛緩している筋を伸ばしていくと，筋長が自然長 L_0 より長くなるところから張力(受動的張力)が増大する．

筋の発生する張力(**活動張力**)は，筋の長さの関数である．最大の活動張力を発

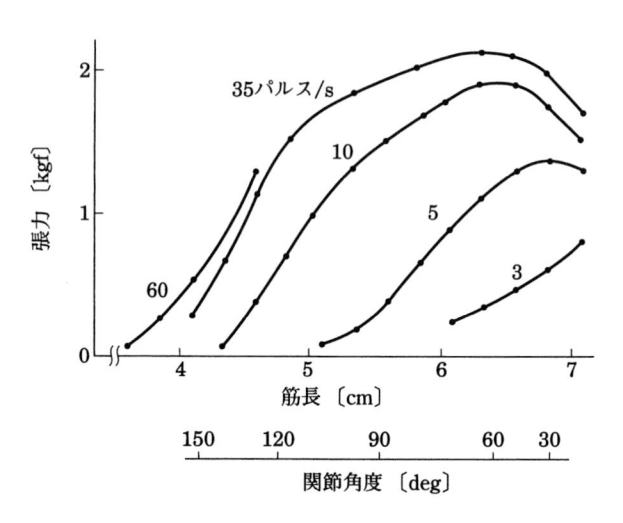

図8.5　種々の刺激頻度における発生力-関節角度関係
(ネコのヒラメ筋)

生する筋長を**自然長** L_0 といい，そのときの筋節長は約 $2.2\,\mu\mathrm{m}$ である．筋長が自然長よりも長くなると，活動張力が小さくなる．これは2種類のフィラメントの重なり合う部分が短くなるためである．

　生体内では各筋の筋長は大まかには自然長の近傍で動作しているといえる．ただし疑問も多い．図 8.5 に，ネコの**ヒラメ筋**について，発生力と**関節角度**の関係を示す[71]．関節角度が 60～150 度の範囲では，筋長の増加とともに張力は増大する．サルの上腕三頭筋でも同様の結果が示されている．これらの筋は，L_0 より短い範囲で主として働いているといえる．一方，ヒトの手首の伸筋では L_0 より長い領域(下降脚)で動作していると報告されている．筋長の増加とともに張力は減少する．

（2）　負荷-速度関係

　筋の短縮する速度は加えられた負荷と刺激パルスの頻度に依存する．図 8.6 に示すように，等尺性収縮により一定の張力 P_0 を発生している筋の一端に負荷 P をかけて，その一端を開放すると開放直後に急速な短縮 S が起こり，その後，ある時間の間一定の速度 v で短縮する．この**負荷-速度関係**は筋収縮の動的な性質を特徴づける重要な特性の一つである．ヒル[37]は，強縮の場合について，熱産生を同時に計測し，

$$(p+a)(v+b)=b(P_0+a)= 一定 \tag{8.1}$$

なる有名な双曲線の関係で表現した．ここで，P_0 は最大収縮力である．a は**熱定数**，b はエネルギー遊離の速度定数である．

（3）　筋 の 弾 性

　一般には，筋は**収縮要素** CC と直列の弾性要素(腱など) SEC で表現される(図 8.6，図 8.10)．図 8.6 の実験において，開放直後に見られる急速な短縮 S は直列のバネによる．張力の差 P_0-P と短縮量 S の関係から**直列弾性要素**の伸び-張力関係が求められる．バネ係数は等尺性張力の増加とともに大きくなる．

　自然長よりも長いところで，収縮中の筋を伸張すると筋長-発生張力関係における張力より大きな張力増大が起こり，持続する．伸展によって収縮機構が活性化されて，収縮力が増大するのである．あたかも収縮要素内に並列の弾性要素が

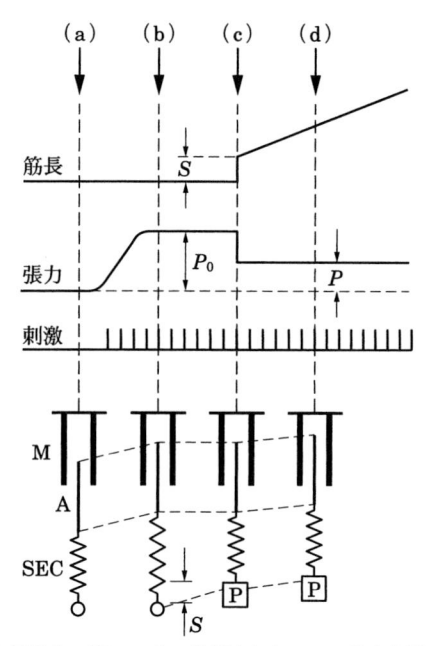

等尺性収縮中の筋に一定の負荷を加えて，一端を解放したときの短縮量と張力の時間経過を模式的に示す．

図 8.6　筋の力学的な応答を示す模式図

存在するかのようである．

　外部に現れる張力は，収縮機構部で発生している力(収縮力)を反映しているが，そのものではない．収縮力が SEC の弾性や CC の負荷-速度関係，つまり筋の弾性的・粘性的な性質によってフィルタされたものである．

　なお，以上述べた力学特性は，動物から摘出した筋についてである．次に述べるように，生体内の筋は多数の筋線維からなり，収縮時に常に活動しているわけではなく，ある動作原理に従って活動している．このため，収縮時の筋の力学特性はこのような振る舞いと筋線維の特性の両者に依存することになる．

8.3　張力の随意制御

1　運動単位の活動様式

　1本の運動神経線維を伝わるパルスにより筋内の数十～数百の**筋線維**が収縮する．一つの**α運動ニューロン**とそれに支配されている筋線維群の単位を**運動単位**と呼ぶ(図8.7)．筋は多数の運動単位からなり，またそれらの**サイズ**は異なる．大きい運動単位は，α運動ニューロン自体が大きい．このため支配する筋線維の数が多く，発生する収縮力が大きい．一般的に，サイズの大きい運動単位は収縮速度は速いが早く**疲労**する．一方，サイズの小さい運動単位は収縮速度が遅く，疲労しにくい．

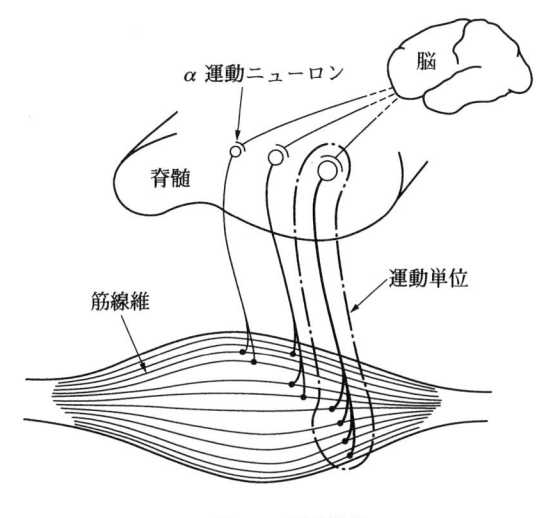

図8.7　運動単位

筋全体として発生する力は各運動単位の発生する張力の総和であるので，
① 　運動単位の**発射周波数**
② 　収縮中の運動単位の数
③ 　収縮中の運動単位のサイズ

の三つの要因によって制御されている．

　個々の運動単位には**しきい値**があり，サイズの小さい運動単位はしきい値張力が低い．つまり筋全体の張力を増大していくと，サイズの小さい運動単位から順番に活動を開始する(**サイズ・プリンシプル**)．このため，張力の増大とともに活動する運動単位の数が増す．図8.8は，ヒトの**上腕筋**の運動単位の活動の様子である[53]．筋張力の制御が，発射周波数の調節と運動単位の参画の二つのメカニズムよることがわかる．張力を増大させるにつれて，個々の運動単位が活動を開始し(図の丸印)，発射を継続している．そして，張力の増大とともに発射周波数は増加する．

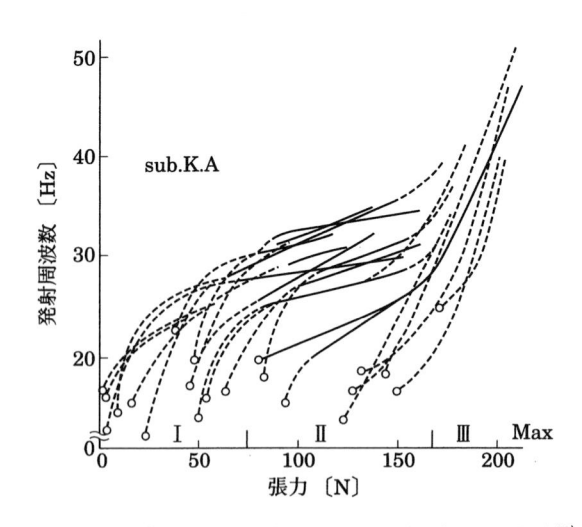

図 8.8　運動単位の発射周波数と張力の関係（ヒト上腕筋）[53]

2　筋電図

　筋の活動の様子を知るために，**筋電図**が利用される．神経パルスが運動神経を伝播し，**神経終板**に伝えられ，筋細胞膜が興奮する．この興奮は筋細胞膜を両方向に伝播する．筋内部に電極を刺入して，この電位を計測したものは針筋電図といわれ，皮膚表面から導出したものは表面筋電図といわれる．

筋電図は収縮中の筋線維の電位を時間的にも空間的にも積分したものである．強い収縮のときには多くの筋線維が働き，大きな振幅の筋電図が計測される．筋電図はこのような形で筋収縮の強さを反映している．そこで，筋電図の絶対値（全波整流）をとり，それをローパスフィルタにより平滑化した信号(**積分筋電図**と呼ばれる)がよく使われる(図 8.9)．

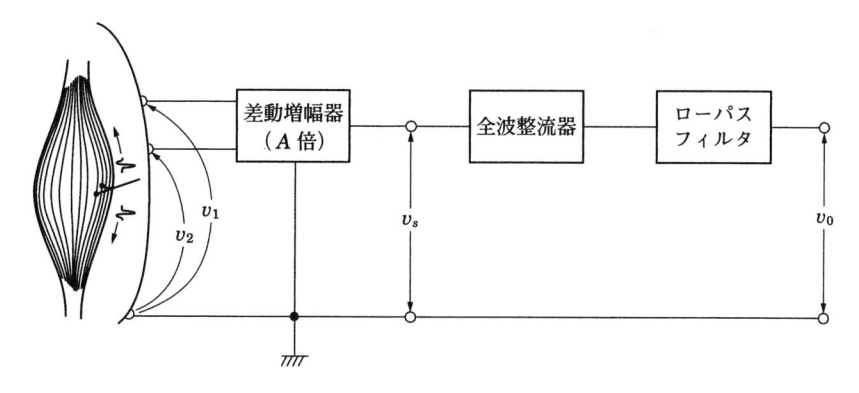

図 8.9 筋電図の計測と処理

3 筋の力学モデル

筋は最も単純な形としては，図 8.10(c)の2要素モデル(直列弾性要素と収縮要素)で表現できる．問題は，各要素の中身である．特に，**収縮要素**をどのように表現するかが重要である．少なくとも，負荷-速度関係を導入することは間違いない．伸展時に起こる収縮の活性化，つまり並列弾性要素 PEC を考慮するかどうか，である．収縮ダイナミクスについて不明のことが多くあり，細かなことまで説明でき，そして一般に広く認められるモデルはまだない．ここでは，力学モデルの基本的な事項を説明するに留める．

図(a)の弾性要素で，力 P は弾性係数 E と変位 x の積

$$P = Ex \tag{8.2}$$

で表される．図(b)は粘性要素で，力 P は粘性係数 D と速度 v の積，

$$P = Dv \tag{8.3}$$

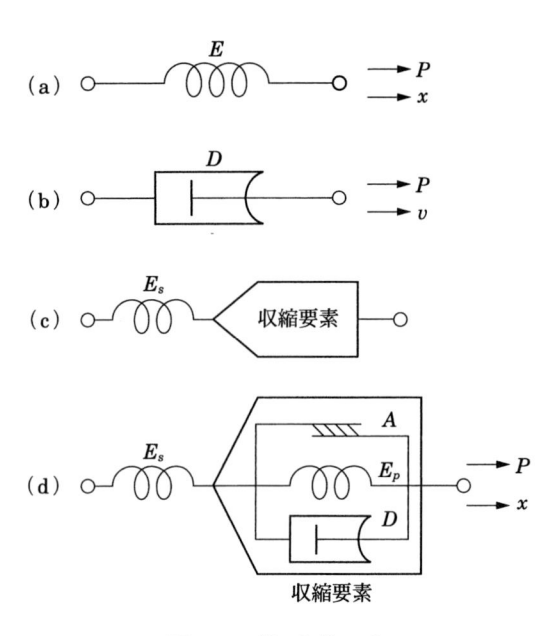

図 8.10 筋の力学モデル

として表現される．収縮要素は負荷-速度関係に従う要素であるので，図(d)に示すように，収縮力発生要素(収縮力 A)と粘性要素でもって表現できる[23]．また，図(d)では，並列弾性要素 PEC(弾性係数 E_p)を考慮した場合である．

8.4　人工のアクチュエータ

　人工筋(筋と類似の性質をもつハードウエア)を開発しようとする試みがいくつかある．研究開発段階であるが，細胞工学の技術を駆使し，ヒト骨格筋の細胞がつくられ，電気刺激により収縮が起こることが示されている．工業用のものとしては，ゴムチューブの中に空気を送り込み，軸方向の変位を起こさせる空気式ゴム人工筋が考案され，ロボットなどに用いられている．随意に柔らかさが制御できる電動のアクチュエータが開発され，電動義手に応用されている(9章参照)．
　化学的反応を機械的な運動に変換するメカノケミカル系と呼ばれる高分子でで

きた人工筋がある．たとえば，高分子電解質(ポリアクリル酸)と架橋剤との組み合わせにより合成されるメカノケミカル系は，外液を酸性にすれば収縮し，アルカリにすれば膨潤する．電わい効果を利用したものがある．**圧電素子**に，電圧を加えるとひずみ(変位)が生ずる．圧電素子は一般に力は大きく，変位が非常に小さいので，マイクロマニピュレータなどへの利用が検討されている．薄くて，柔らかい高分子の圧電フィルムが開発されており，面として動くので，生体内でのアクチュエータとしての応用が検討されている．また，形状記憶合金も微小なアクチュエータに利用できる．

8.5 課　題

課題 8.1　図 8.10(d)で弾性 E_s と E_p のみからなる系で，変位 x と力 P の関係を示せ．

課題 8.2　図 8.10(d)で粘性 D と弾性 E_p のみからなる系で，変位 x と力 P の関係を示せ．

課題 8.3　式(8.1)の負荷-速度関係を図示せよ．また，直流モータに加える電圧 V とトルク T，回転速度 ω の間には，$T=aV-b\omega$ の関係がある．トルクと回転速度の関係を図示し，筋の負荷-速度関係との類似性について論ぜよ．

第9章

運動の機構と神経制御

9.1 パンクした自転車

　古い時代の車輪は木製あるいは鉄製である．ゴムタイヤを使ったものはない．パンクした自転車(図 9.1)を考えてみよう．凸凹の道では動かすことさえむずかしく，乗ればショックが体に直接伝わり，苦痛である．幌馬車に乗り，長距離を移動した北米西部開拓の人々の苦労が想像できる．ゴムタイヤの開発は現代のモータリゼーションを可能にした要因の一つでもある．

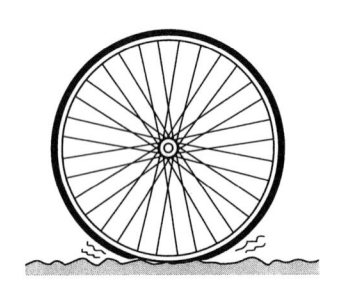

図 9.1　パンクした自転車のタイヤ

　外部環境と関わるとき，**柔らかさ**が必要である．ヒトは壊れやすいものを容易にハンドリングし，また二足歩行や環境に拘束されている運動(ドアの開閉，書字など)を円滑に行っている．本章では，運動制御系にどのような機能が備わっているか，特に手足の柔らかさがどのようなメカニズムで調節されているか説明する．

9.2 脳による筋張力とスティフネスの調節

　脳からの指令が脳幹を経て，脊髄の α **運動ニューロン**に到達し，さらに筋に至り筋収縮が起こる(図 9.2)．収縮の結果起こる手足の運動は，種々の受容器で検出され，その信号は上位中枢へフィードバックされる．運動制御の情報処理は，脊髄，脳幹などの下位の神経機構を介するループ，小脳，大脳を介するループがあり，**階層構造**による機能分担をしている．脳からの運動制御情報は何であろうか．またフィードバックの機構にはどのような巧妙な仕組みがあるか，以下それらを順に説明する．

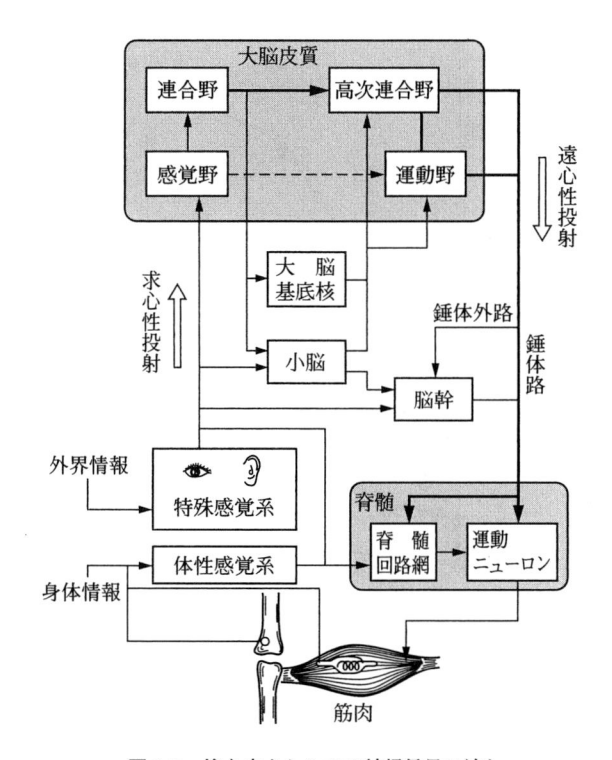

図 9.2　筋を中心としての神経信号の流れ

1　脳からの出力制御の機序

　第1次運動野にある皮質脊髄路のニューロンは脊髄・脳幹への出力細胞である．エバーツはサルのこのニューロンの活動を無麻酔の状態で計測し，ニューロンがある特定の筋の収縮を制御し，そして運動に先立ち，活動していることを明らかにした．ニューロンの大部分が，力の発生に関連した活動を示し，手の位置，動かす方向とは相関がなかった．その後，チェニー[29]は精密な実験を行い，ニューロン活動と筋張力がほぼ直線関係にあることを示した(図9.3)．これは，**運動野**の出力細胞のもつ情報が，手の位置や運動の速度ではなく，筋の発生張力であることを示した画期的な結果である．

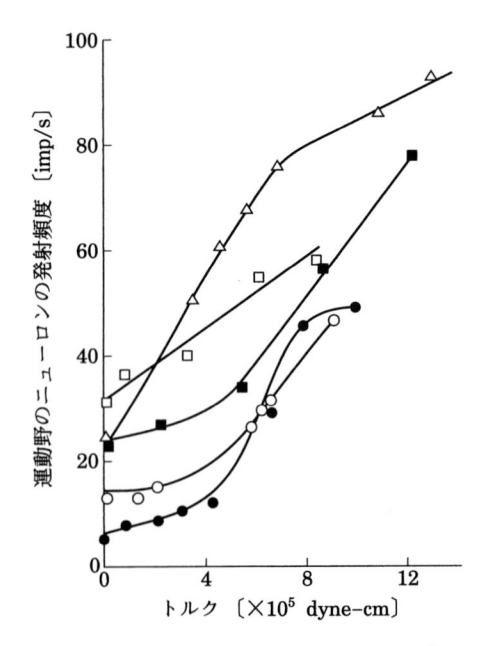

図 9.3　サルの運動野のニューロンの活動(Cheney[29]を一部改変)

2 収縮の強さと柔らかさの関係

バネのかたさ(**スティフネス**)を知るもっとも簡単な方法は,バネを伸展して発生力を測定し,力/変位の比を求めることである.ヒトについてもこれと同様の実験を行う.図 9.4 の最上段の曲線は屈曲方向に一定の等尺性張力(最大随意収縮力の約 58%)を発生しているヒトの母指筋(長母指屈筋)を約 5 度(指節間関節角度)伸展したときの張力応答(増加分)である[25].この張力増大分は筋の粘性・弾性による張力である.ここでは,図右に示すように,収縮のレベル(等尺性張力)を 4 段階変えている.**弾性**および粘性が等尺性張力(収縮レベル)におおむね比例する.収縮レベルは脳により調節されるので,筋の粘性,弾性が脳により調節されていることを意味する.この仕組みとして,収縮レベルが増大すれば,活動する運動単位の数が増えるので,筋全体の粘性,弾性は増加すると考えれば容易に理解できる.

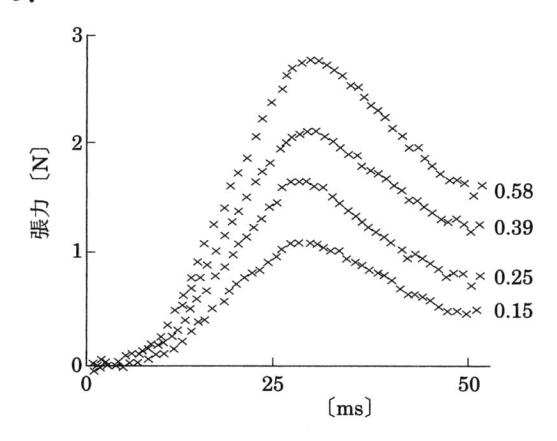

図 9.4 ヒトの母指筋(長母指屈筋)を伸展したときの応答
伸展量は同一,等尺性張力は図右の数字(最大随意収縮 1.0)

3 筋-関節系

筋は収縮により,短縮する方向の力を発生するが,伸ばす方向には発生しない.このため 1 対の屈筋と伸筋が必要である.上腕二頭筋の収縮により肘は屈曲

(a) 二頭筋 (b) 三頭筋

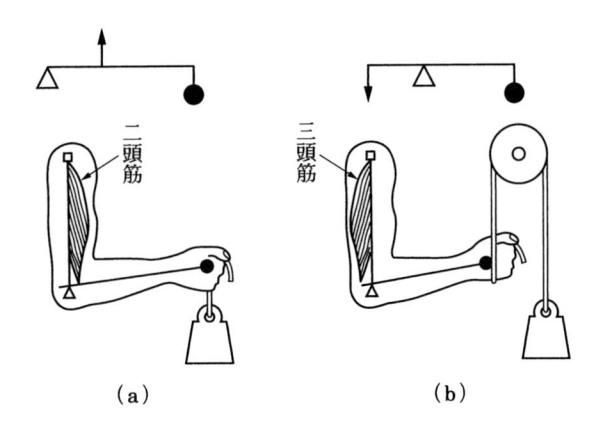

図9.5 屈筋と伸筋の作用

し，伸筋の上腕三頭筋の収縮により肘は伸展する(図9.5)．この1対の筋の収縮・弛緩により**関節の屈曲・伸展**の運動が発現する．

　一つの筋では収縮力と粘性，弾性が連動して変化する．連動することで不都合が生じるように思えるがそうではない．一つの関節で見ると，1対の屈筋と伸筋があるので，関節回りの発生するトルクは二つの筋の発生トルクの差に等しく，関節回りの粘性，弾性は二つの筋の収縮レベルの和に比例する．つまり，脳は屈筋と伸筋への二つの独立した指令により，関節回りのトルクと粘性，弾性を独立に制御できる．これは，生体での運動制御の基本と考えればよい．

9.3　運動サーボ

1　神経機構と筋紡錘

　筋内には二つの主要な感覚器，筋紡錘とゴルジ腱器官がある．手足の位置および柔らかさは，下位の神経制御機構では，筋紡錘，腱器官→α運動ニューロン→筋のフィードバック系によって制御されている．これらは**運動サーボ**と呼ばれる[43]．

　筋紡錘は筋の長さとその変化速度を検出し，同一の筋を支配しているα運動

ニューロンに直接あるいは介在ニューロンを経て接続する(図9.6)．ここでは，興奮性シナプスである．筋紡錘の出力線維は2種類あり，I_a線維は主として変化速度に関する情報をII線維は長さに関する情報を中枢に伝達している．興味深いことに，筋紡錘へは脊髄の**γ運動ニューロン**から遠心性の神経線維が到達しており，脳はγ系を介して筋紡錘の**検出感度**を調節している．静的γ線維が刺激すると筋紡錘の長さ検出の感度が増大し，動的γ線維を刺激すると速度検出の感度が増大する．一般には，α運動ニューロンとγ運動ニューロンの活動は連動して変化する(アルファガンマ連合)．

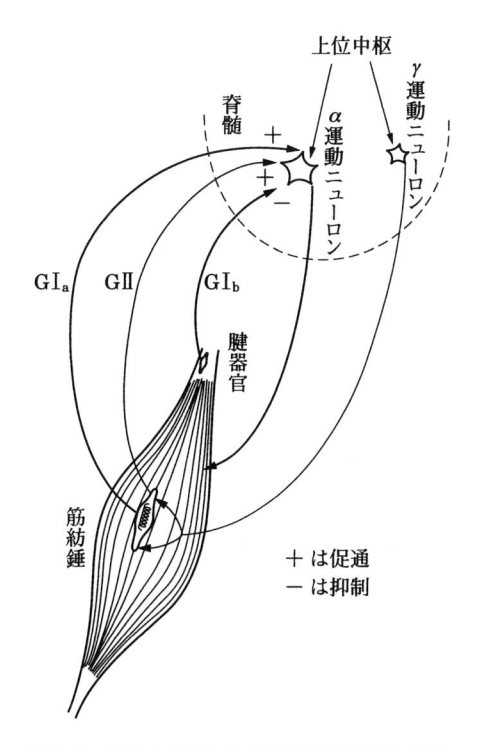

図9.6 脊髄を中心とした筋の神経制御の機構

腱器官は筋に加わる張力を検出し，求心性線維I_bは抑制ニューロンを経てα運動ニューロンに接続する．ここでは抑制性シナプスである．つまり筋に力が加

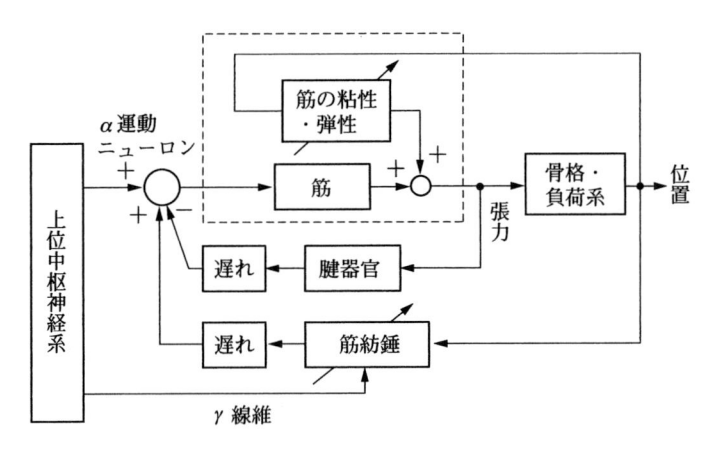

図 9.7 筋の神経制御のブロック図

わると，その筋の収縮を弱めるように働く．このため過大な力が筋に加わることを防御するとともに，筋の柔らかさを調節するときにも機能する．以上の知見をまとめると，運動サーボは図 9.7 のブロック図で表現できる．

2　伸張反射の仕組み

筋紡錘→α運動ニューロン（脳を経由するものもある）→筋からなる閉ループは伸張反射弓と呼ばれる．位置制御，**姿勢制御**において重要な働きをしている．たとえば，直立姿勢を維持しているとき，下腿三頭筋では伸張反射が常に働いている．**伸張反射**には，短い潜時（約 25 ms）の反射のほかに，脳などの上位中枢を経由する長い潜時（約 40〜60 ms）の反射がある．実際の運動においては発生張力の大きい長い潜時の反射が有効に働いている可能性が高い．伸張反射の特徴として，

① 伸張反射張力は筋の活動レベルの増加とともに増大する．
② 意識的に長い潜時の伸張反射の大きさを調節できる．

がある．動作に応じて，脳は反射の大きさを調節できる仕組みである．図 9.8 は，②を説明する実験結果である[22]．ヒトの指を外部から強制的に伸展したときの張力と筋電図（IEMG 整流積分筋電図）である．実験にさきだち，実験 a で被

図 9.8　母指をランプ状に伸展したときの応答

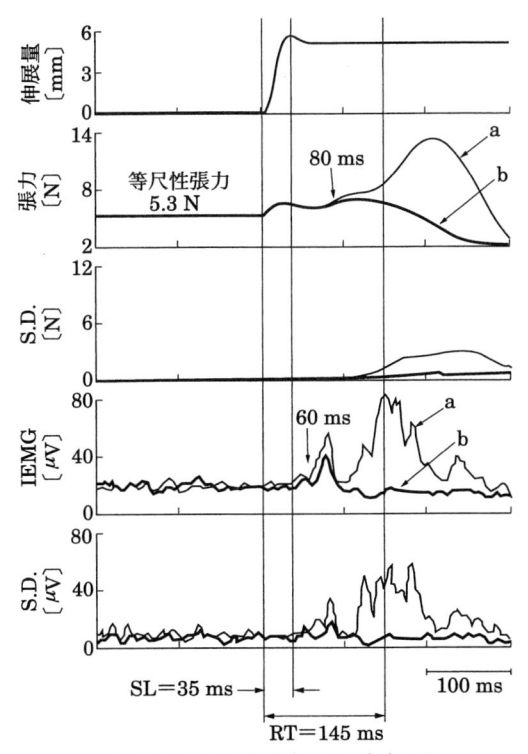

指示：a 大きな力を出せ，b 脱力せよ．

験者へ与えた指示は"伸展されたら即座に大きな力を発生させる"，実験 b は"即座に力を脱力する"である．図は 10 回の平均と標準偏差を示す．

3　歩行ネコにおける運動サーボ系の調節

歩行時に，スティフネスがどのように変わるかをネコの結果を用いて示そう．図 9.9 に**歩行サイクル**中のヒラメ筋の各相における脊髄反射（主として，伸張反射）による発生力，筋自体のスティフネス（伸展によって発生した筋張力/伸展量）を示す[18]．歩行張力は伸展刺激を加えないときの各時刻での張力である．図に示すように，ヒラメ筋の活動および下位の運動サーボの特性は歩行の各相に応じて

9.3　運動サーボ

(a)

(b)

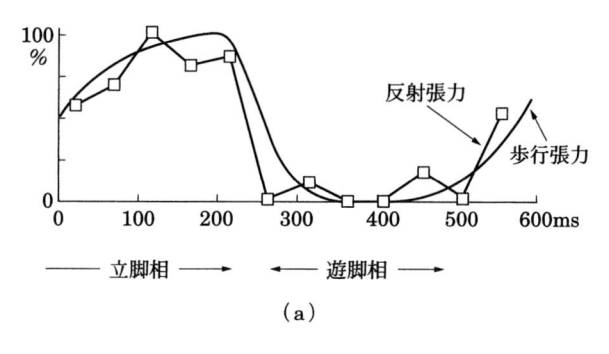

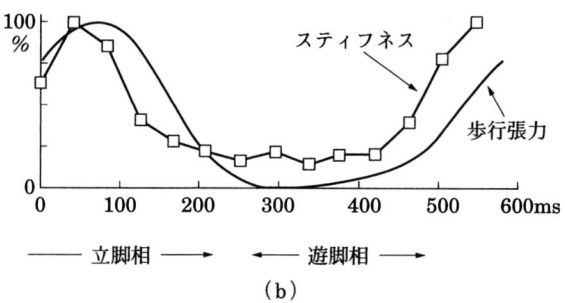

図 9.9　歩行ネコにおけるスティフネスと伸張反射の調節

調節されている．

　遊脚相では筋活動(歩行張力)が小さく，そして伸張反射およびスティフネスが小さい．つまり，遊脚相では消費エネルギーを少なくするように筋活動は低く抑えられており，そして脚に加わる外乱に対して遊脚中の足が柔軟に反応する(体幹への外乱の影響が少なくなる)ようにスティフネスが小さくなっている．

　一方，**立脚相**では筋活動が大きく，伸張反射およびスティフネスが大きい．つまり体を支持するため，運動サーボ系のスティフネスを大きくして，安定に姿勢を制御している．高位中枢からの指令が，このように理にかなった形で下位に伝達されていることがわかる．

4　位置制御の仮説

　運動サーボに関して，これだけわかっていながら，筋-神経系の**位置制御**の仕

組みはまだ十分にはわかっていない．一つの関節でいえば，拮抗する屈筋，伸筋の発生するトルクが釣り合う点で位置は保たれる．これは，力学の法則から自明である．フェルドマンらは，伸張反射を含む系での位置制御としての，**平衡点仮説**を提唱している．一方，ビッチーらは，上肢の求心性の経路を切断したサルにおいて，精度は正常に比べて悪いが，リーチング動作などができ，上肢の位置の制御が可能であることを示した．つまり，手足の位置の制御は伸張反射がなくとも可能であり，筋の弾性が重要な役割をしている．この結果に基づき，平衡点仮説を提唱している．いずれにせよ，位置制御の実体の解明はこれからである．

9.4 運動の中枢プログラム

　運動の発現，遂行，調節に関わる脳の各部の機能について，神経生理学者からその枠組みが提案されている．運動のプログラム，意図，考え，企画，遂行である．最近は，さらに**高次運動野**(補足運動野，前頭前野)の機能が明確になり，より詳細に情報の流れが描かれるようになった．基本の経路としては，

　　　連合野→高次運動野→運動野→運動サーボ(脊髄)

　　　連合野→大脳基底核，小脳→運動野→運動サーボ(脊髄)

をあげることができる(図9.2)．**運動野ニューロン**の活動について，図9.3に示すように定量的な関係が明らかにされている．しかし，その他の運動野のニューロンが，時間，空間的にどのように活動しているか，まだ量的かつ系統的にはわかっていない．断片的には興味深い報告がいくつかある．

　高次運動野の**運動プログラム**に関連する報告[73]を紹介する．サルの運動前野の細胞は，レーズンを母指と示指でつまむとき活動する．しかし物体を握るなど，その他の動作では活動しない．サル自らがある動作をするときだけでなく，実験者がそれと同一の動作をしているのを見るときにも活動する細胞がある．このような細胞は，筋活動そのものではなく，特定の動作(運動のプログラム)を符号化している可能性がある[80]．一方，小脳，大脳の運動制御に関しては，運動制御の規範を仮定して軌道を求めるなど，いくつかのモデル研究がある．

9.5 人工の手

人工の手には，簡単なものから原子炉，宇宙，外科手術で使用するような複雑なマニピュレータ，そして義手まで，さまざまなものがある．手のすぐれた運動制御機能は伸張反射系，筋自体がもつ粘性・弾性，そして柔らかさ（コンプライアンス）の脳による随意制御などによって実現されている．事故などにより手が切断された場合には，これらの機能が失われる．**義手**にこれらの機能を備えよう

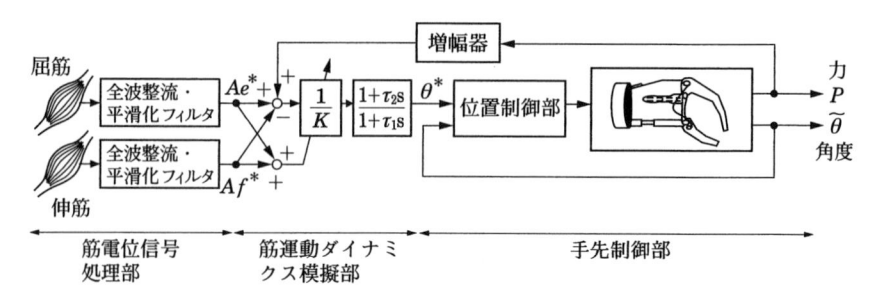

図9.10 筋電義手の制御システム

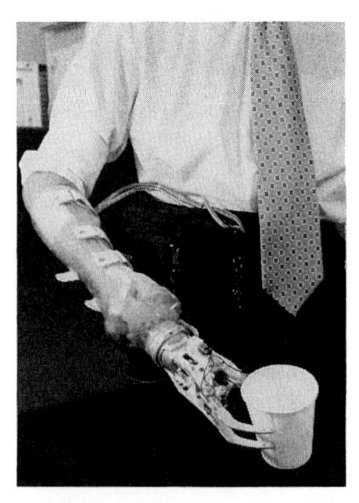

図9.11 筋電義手で紙コップを把握する実験風景

とする研究開発が進められている[21]．

まず，神経-筋制御系のダイナミクスを定式化し，それをハードウエアで実現するように構成された1自由度の筋電義手の制御システムが図9.10である[87]．制御信号は前腕に残存する伸筋，屈筋の筋電図IEMGで，指の開閉の角度と柔らかさが随意に制御される．屈筋と伸筋のIEMGの和に比例して，指関節まわりの弾性(剛性)が大きくなる仕組みである．健常者にその義手を装着し，短時間の訓練の後に紙コップを把握させている．実験風景を図9.11に示す．

9.6 課　題

課題9.1　図9.4の結果から，筋の弾性が等尺性張力とともに増大するといえる．理由を説明せよ．

課題9.2　筋の弾性と伸張反射の系(筋紡錘のII線維)が類似の機能をもつことを図9.7をもとにして説明せよ．

課題9.3　立脚相でスティフネスを大きくすると姿勢が安定になる．その理由を説明せよ．

第10章
触圧覚

10.1 道具と感覚

　ペンを握って紙の上に字を書いたり，つり竿を握ったりするが(図10.1)，このとき感覚は果たして手にあるだろうか．確かに反力の感覚は手にあるが，実際には感覚はペン先，つり竿の先にあるような気がする．この感覚は，訓練の結果として得られたものであろう．ロボットにこのような感覚の内容を備えることはできるだろうか．まだ十分な答えはない．

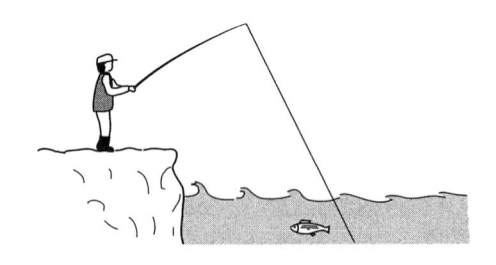

図 10.1　つり竿

　触圧覚の形成に関与する**機械的受容器**は皮膚および皮下組織に分布する．皮膚面に物体が触れ，機械的な刺激が加わると，数種類の機械的受容器が反応し，感覚情報が中枢に送られる．それらの複合した感覚情報に基づいて，物体の大きさ，形状，テクスチャや動きが認識される．本章では，触圧覚の基本について説明する．

10.2 触圧覚受容器の構造と応答特性

1 構造

　皮膚の上皮および真皮には**触圧覚**に関与する種々の受容器が存在する（図10.2）．受容器の分布は無毛皮膚部と有毛皮膚部で，また身体の場所により大きく変わる．軽い触刺激には，速順応性の**マイスナー小体**，毛包終末（毛包受容体）が関与し，圧迫刺激には遅順応性の**メルケル受容器**，**ルフィニ終末**が関与する[26]．**振動刺激**には，パチニ小体が関与する．

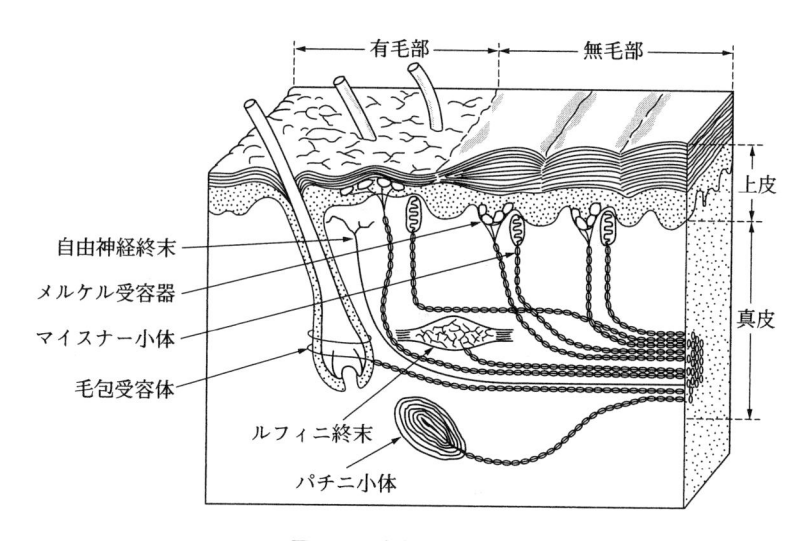

図 10.2　皮膚の触圧覚受容器

　マイスナー小体は手の指や掌に高密度に分布する．ヒトでは，大きさ，形，密度が年齢とともに大きく変化する．ルフィニ終末は主に手指の真皮（皮膚の深部）に分布し，少し離れたところの皮膚変位を受容する．**パチニ小体**は真皮の深層に分布し，100〜300 Hz の高い周波数の振動刺激にも反応する．メルケル受容器は，比較的表皮の近くにあり，持続的な皮膚変位を検出する．毛包受容体（毛包終末）は一般には毛幹の動きに対して順応の速い応答を示す．

2 触圧覚の感覚ユニットの応答特性

皮膚の感覚神経のパルス発射が末梢神経線維から導出記録され，応答特性が調べられてきた(図10.3)．便宜上，ここでは単一の求心性神経線維とその先端にある機械的受容器の単位をまとめて，機械受容ユニットと呼ぶ．ヒトの手指の無毛部に分布する機械受容ユニットは，約17000個あるといわれ，応答特性と受容野の性質から4分類される(図10.4)[47]．応答特性から，**速順応**のFA(RAと記述

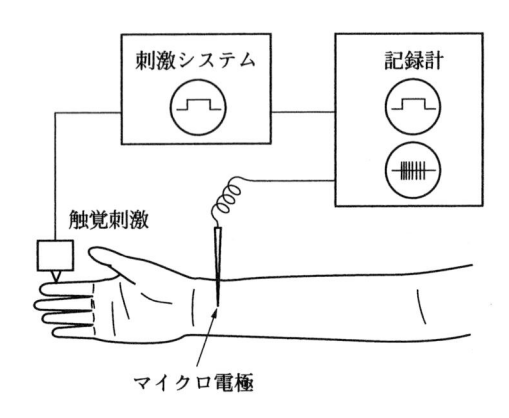

図10.3 実験装置

		受容野	
		狭い，明確な境界	広い，不明瞭な境界
順応	速い，静的応答なし	FA I	FA II
	遅い，静的応答存在	SA I	SA II

図10.4 触圧覚のユニットの分類と応答[47]

することもある)と**遅順応**のSAに分類する．台形状の機械的刺激に対する応答(パルス発射)をおのおのの下段に示す．FAは選択的に刺激の速度に敏感であり，台形状刺激の開始と終了時にパルスを発射する．SAは変位に対して持続的な発射をする．一方，受容野に関する性質から，受容野が小さく，境界が明瞭なものをI，受容野が大きく，境界があいまいなものをIIとしている．

FA IはマイスナーIに体に，SA Iはメルケル終末に対応すると考えられている．いずれも，皮膚の変位に関する情報を検出するのに適している．図10.5にFA I, SA Iユニットの感度と受容野を示す[47]．中段は単一ユニットの等感度曲線を示す．細い線は皮膚のしわ(溝)である．

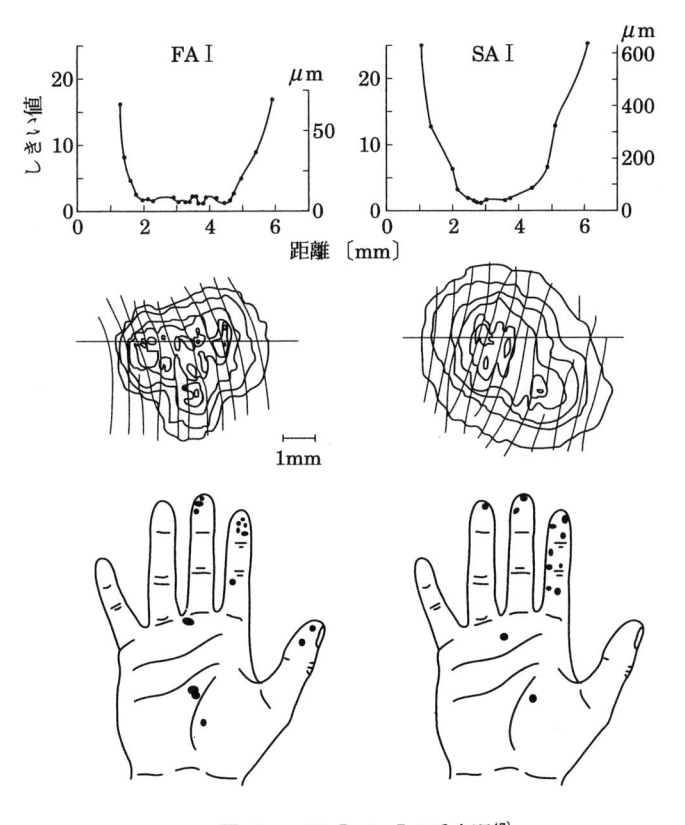

図10.5　FA I, SA Iの受容野[47]

10.2　触圧覚受容器の構造と応答特性　107

このSA Iユニットには，ほぼ同一の感度をもつ数個の受容器が接近して分布する．図の直線上の各点でのしきい値を図上段に示す．右側縦軸は実際のしきい値振幅値であり，左側縦軸は最小のしきい値を1と正規化した値である．中央部(約2 mm)ではしきい値はほぼ一様であるが，周辺になるに従い，急速にしきい値が高くなる(感度が悪くなる)．

FA Iもほぼ同様である．SA I，FA Iの特徴は対象物の境界，輪郭に選択的に強く反応することである．空間的なコントラストの強調が求心性ユニットのレベルにもある．

FA IIはパチニ小体による受容ユニットで，SA IIはルフィニ終末に対応するとされている．いずれも，皮下の深部に存在する．単調な様相の受容野と広い周辺領域を有する．振動や側方への皮膚変位の方向などを検出する空間的な位置情報の認識には大きくは貢献しない．FA IIは比較的遠くに与えられた過渡的な機械刺激に敏感である．機械的振動の100〜300 Hzに対して，感度は最も高い．

SA IIは皮膚をある方向またはその逆方向に伸展したとき敏感に反応する．また，指を屈伸させたときに応答したり，指角度の大きさに対応した反応を示し，自己受容器としての働きももっている．

10.3 高位中枢における触圧覚の情報伝達と情報処理

感覚情報処理では，外界刺激を知覚神経パルスに変換し，大脳皮質の感覚中枢に伝達するが，二つの重要な側面をもつ．一つは，外界情報の忠実な**写像**である．第二は，**情報の変換**である．情報変換の第一ステップは感覚情報の特徴抽出であり，第二ステップは高次感覚中枢によるより広範囲な情報の統合である．

1　受容器から大脳への経路

触圧覚の主要な伝導経路を図10.6に示す．皮膚受容器からの信号は脊髄に入り，後索路を上行し，延髄の**後索核**に投射する．さらに，内側毛帯，視床を経

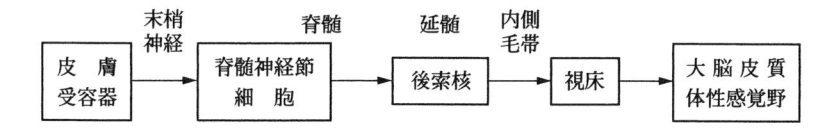

```
皮膚      末梢    脊髄神経節   脊髄   後索核   延髄   視床   内側   大脳皮質
受容器 →  神経 → 細胞      →      →      →    →  毛帯 → 体性感覚野
```

図 10.6　触圧覚の求心路

て，大脳皮質**体性感覚野**に到達する．この経路の特徴は，触圧覚の"種"が保たれていること，そして体表面上の受容器の相対的位置が保存されていることである．後索核では，1 次求心性ユニットと同じ特性(機械的刺激の強さと発射頻度の関係)が反映され，個々のニューロンの受容野は 1 次求心性ユニットの 5〜10 倍大きい．

　上行するに従い受容野が広がり，位置の情報が失われるおそれがあるが，側抑制神経回路がこれを防いでいる．**後索路**における情報伝達の特徴は，側抑制が発達していることである．図 10.7 に示すように，後索核では，順方向型および逆方向型側抑制が見られる．また求心性線維間のシナプス前抑制もある．一方，視床では逆方向型側抑制が主として働き，空間的にエッジが強調されるような処理をされて，情報は大脳へ送られる．

　後索核は大脳皮質運動野からの入力を受けている．求心性線維に直接シナプス

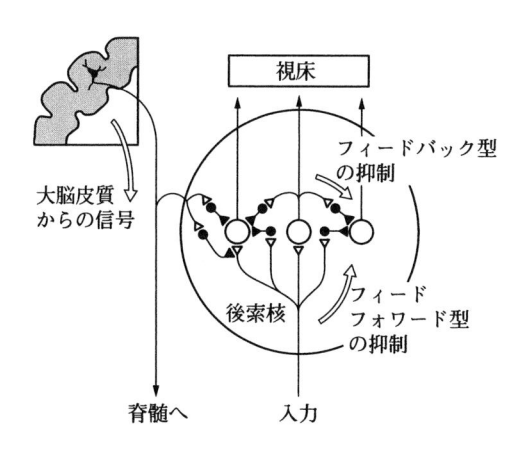

図 10.7　後索核における神経結合の模式図

10.3　高位中枢における触圧覚の情報伝達と情報処理

前抑制を加えたり，後索核のニューロンに抑制性にシナプス接続する(図10.7)．この役割は，運動と関係した入力情報制御で，空間的コントラストの強化や，注意集中に伴う入力の抑制である．実際に，運動直前あるいは運動中に内側毛帯を上行する感覚情報の伝送が抑制されている報告がある．

2　体性感覚野の構造

　図10.8に大脳皮質体性感覚野の機能円柱を示す[50]．**機能円柱**では，類似した働きをもつニューロンが垂直に並ぶ(なお機能円柱は生得的に備わっているものではなく，生後の感覚の体験によって形成されるものである)．図(a)の数字はブロードマン領野の番号を示す．**体性感覚野**の各領域への入力は，基本的には，皮膚に存在する一つのタイプの受容器からである．たとえば，3a野への主たる入力は筋の伸展受容器からで，3b野は皮質受容器，2野は深部にある圧受容器，

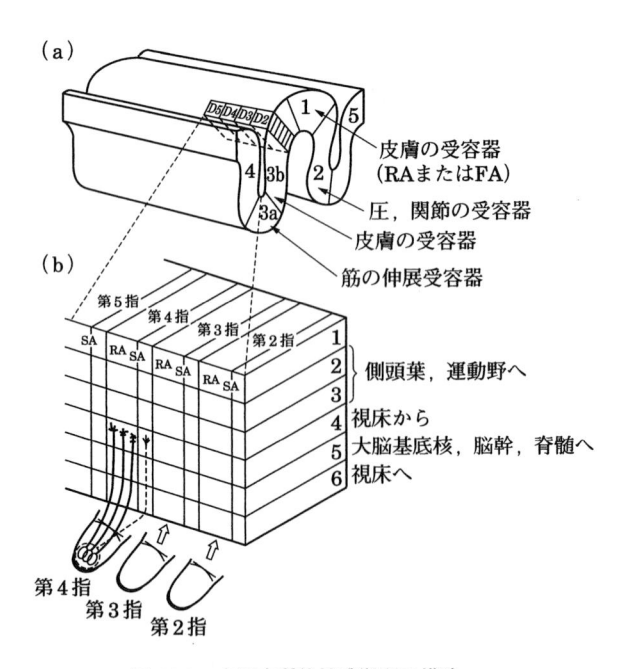

図10.8　大脳皮質体性感覚野の構造

1野は順応の速い皮膚受容器からである．

　機能円柱は表面から白質に走行し，6層からなる(図(b))．各層は脳の他の部位と連絡しており，層6からは視床へ信号を送り返し，層5は大脳基底核などの皮質下の組織に信号を送り，層4は視床からの入力を受け，層2，3は皮質の他の領域に投射する．おのおのの円柱はそれぞれFAとSAからの入力を受ける部に分かれている．また，円柱は第2，3，4，5の各指に対応している．

3　大脳皮質での体性感覚の情報処理

　触圧覚刺激の詳細な特徴が大脳皮質では，どのように表現されているか．対象物の表面の様相が，**神経活動**としてどのように表現されているかをフィリップスらはサルを用いて明らかにした[70]．文字を浮き彫りにしたドラムを回転させ，固定した指に文字があたるようにし，神経パルスを計測する．図10.9(a)はアルファベット文字に対する3種類の皮膚受容器の神経活動の空間的表示の一例である．SA，FA，パチニ線維の活動である．短い縦線は活動電位が現れた点である．文字の空間的なパターンに対応した神経像が得られている．SAは空間的情報をより忠実に反映しているが，パチニ小体については文字形態との対応はほとんどない．

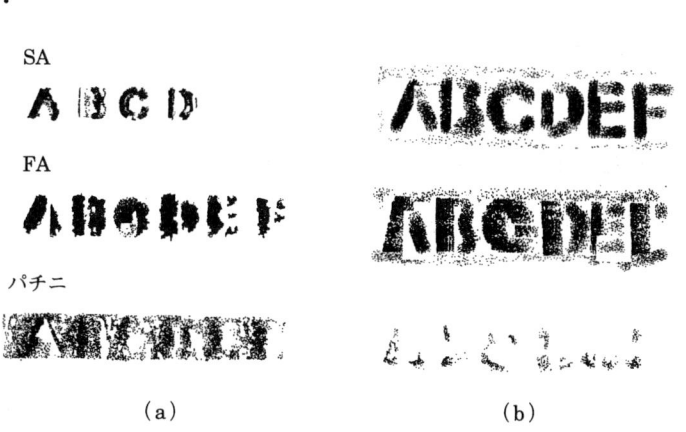

図10.9　(a)皮膚受容器(SA, FA, パチニ)と(b)1次体性感覚野3b野
　　　　ニューロン(3個)の発火の空間的プロット(Phillips[70]を一部改変)

同様の計測を1次体性感覚野ニューロンについて行っている．図(b)は体性感覚野ブロードマン3b野の順応の遅いニューロン3個の活動の様子を示す．最上段のニューロンが文字の空間的な情報を忠実に反映しているが，他は少し変調を受けており，ニューロンにより抽出している特徴が異なることがわかる．

4　高次感覚野の情報処理

1次の感覚中枢の3a野，3b野のニューロンは比較的局所の情報が処理され，単純な刺激に応答するが，高次の感覚中枢の1野，2野は広い受容野をもち，3b野，3a野からの情報をも受け，複雑な応答特性を示す．刺激の方位や方向に感度の高い特徴抽出のニューロンが1野や2野にみられる．皮質内での高度な処理によりこのような複雑な認識機能が実現されている．実際に，対象物のテクスチャ，形状，動きなどを知覚するには，さまざまな機械的受容器からの触圧覚の情報や，指や手の位置などの広範囲な情報を集約する必要がある．1野は対象物の**テクスチャ**の知覚に，2野は対象物の大きさや**形状**の知覚に，関与しているとされている．この性質は，後索路，視床，あるいは3a野，3b野のニューロンでは顕著ではない．

10.4　感覚代行

1　視覚障害者用の情報伝達デバイス

盲人用の感覚代行に皮膚振動感覚が情報伝達手段として用いられる．ブリスらが開発した**オプタコン**（OPTACON）が有名である[60]．図10.10に示すように，カメラに取り付けたフォトトランジスタアレイ（24×6個）により印刷文字を検出する．1個のフォトトランジスタに1個の圧電振動子が対応する．振動マトリクスにおける各振動子の間隔は1mmである．文字の黒いところに対応して，圧電振動子が振動する(200 Hz)．指先を振動子マトリクスの上におき，文字に対応した振動を感知し，電光掲示板のように文字を読み取ることができる．現在

も，文字だけでなく図形などの認識に役立つ感覚代行装置の研究開発が進められている．なお，皮膚上の刺激点が時間とともに移動していくと，点ではなく，線として感じるようになる．**仮現運動**といわれる現象である．時空間パターンを工夫すれば，さまざまな感覚を起こすことができそうである．

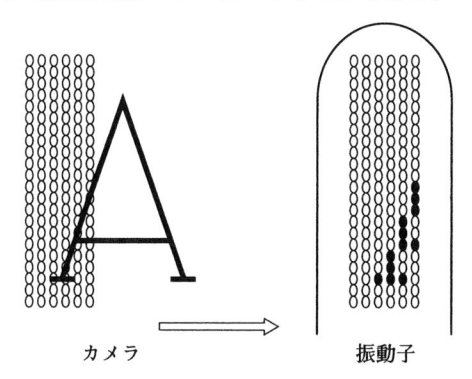

図 10.10 オプタコンの基本

文字パターンの読み取り（カメラ）と皮膚振動による伝達（振動子）

2 最大情報伝達量の算出法

弁別閾から伝達可能な最大のカテゴリ数を求める方法を述べる．刺激強度 S に対する弁別閾を ΔS とする．

$$\Delta S = f(S)$$

弁別閾を別の表現でいえば，刺激強度 S におけるカテゴリーの幅である．**情報伝達量**は有効刺激範囲内の刺激をいくつのカテゴリーに分類できるかを表すものである．さて，$1/f(S)$ は弁別の感度の良さを表し，単位刺激強度に対応するカテゴリー数に等しい．したがって，これを有効刺激範囲 Γ で積分した値は最大カテゴリー数（累積識別能力）として求められる．これより最大情報伝達量 $I_{\max}$ は

$$I_{\max} = \log_2 \int_{\Gamma} \frac{1}{f(S)} dS \tag{10.1}$$

で表される．

10.5 課題

課題 10.1 図 10.5 の結果から，この単一 SA I ユニットには，ほぼ同一の感度の受容器が接近して何個分布するか求めよ．その算出の基準を説明せよ．

課題 10.2 刺激 S の範囲が 2 から 8 までのとき，弁別閾を計測すると，
$$\Delta S = S^{1/2}$$
であった．最大情報伝達量は何ビットか．

課題 10.3 皮膚感覚を利用して，情報をヒトに送りたい．弁別閾に加えて，ヒトのどのような特性を計測することが必要か，具体的に測定法を述べよ．

第 11 章

視覚系の情報処理

11.1 アニメーション

　子供のころ，数枚の紙に犬の絵を書き，それらの紙を素早くパラパラとめくると，犬が動くように見えることに驚いた経験がある．**アニメーション**(図 11.1)も，映画やテレビも，実はこの現象を利用したものである．3D 映画，VR(仮想現実感)なども視覚系の特性を巧妙に利用したシステムである．情報技術と視覚特性の知識を組み合わせると，新しい表示・体感のシステムが創出できる．

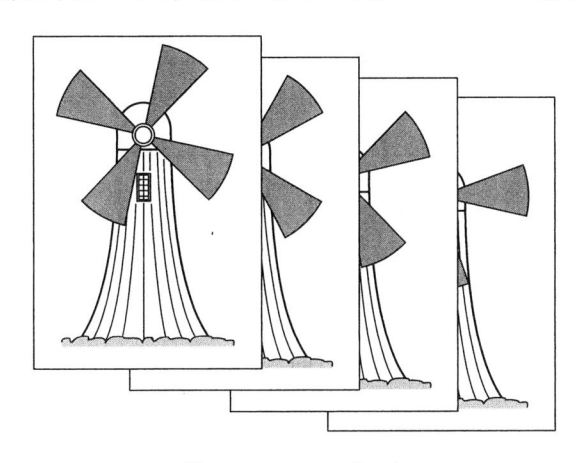

図 11.1　アニメーション

　網膜で処理された視覚情報が視神経を経て，中枢へ運ばれる．視覚系で対象となる情報は，明るさ・コントラスト，形，色，運動，立体・3 次元空間である．

視覚情報処理としては，大きく分けて三つの経路がある（図 11.2）．一つは外側膝状体，第 1 次視覚野（以下，V1 野と略す）を経て高次視覚野に至る経路で，形や色，奥行きなどの処理を行う．

第二は上丘から視床に至る経路で，眼球運動の制御に関与する．第三の経路は視交叉上核（視床下部）への投射で，明暗の情報が伝えらえて，サーカデアンリズム（日内周期）の調節に直接関わる．

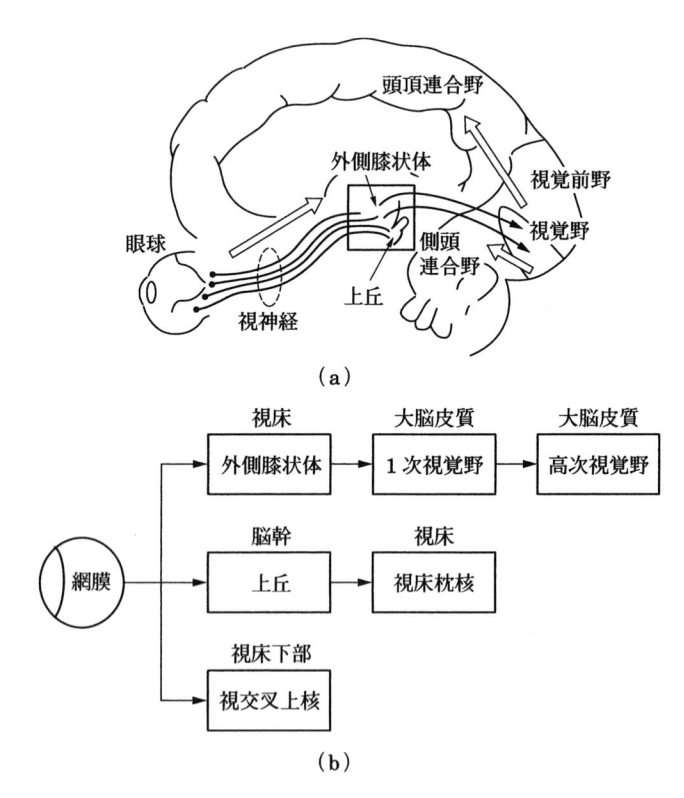

図 11.2　網膜から脳への経路

11.2 眼

1 眼光学系と眼球運動

外界からの光刺激はレンズに対応する水晶体を経て，網膜に至る(図11.3)．**網膜**は高度に発達した構造と機能をもつ．その性能を十分に発揮するために，瞳孔径調節(光量調節)，焦点調節，眼球運動など精密な制御がある．光量調節はダイナミックレンジをより広くするためである．**焦点調節**では，網膜上に正しく焦点を結ぶように，網様体筋の収縮により水晶体の厚みを変える．性能は網膜全体にわたって一様ではない．細かなものを見分けられるのは**中心窩**と呼ばれる中心部の狭い領域に限られている．そのため注目すべき部分を，最も解像度の高い網膜の中心部に投影するように，動眼筋の制御により眼球の動きを調節し，適切な方向に視線を向ける．

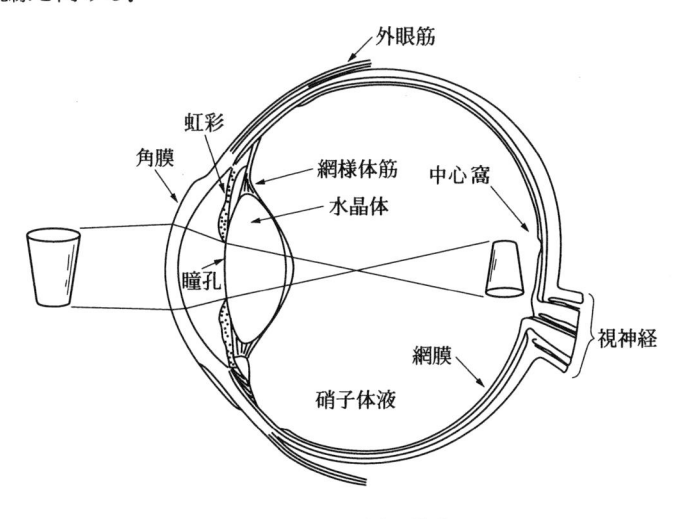

図 11.3 眼球の構造

2 網膜の構造と情報処理

網膜は，視細胞，水平細胞，双極細胞，アマクリン細胞，神経節細胞からなる

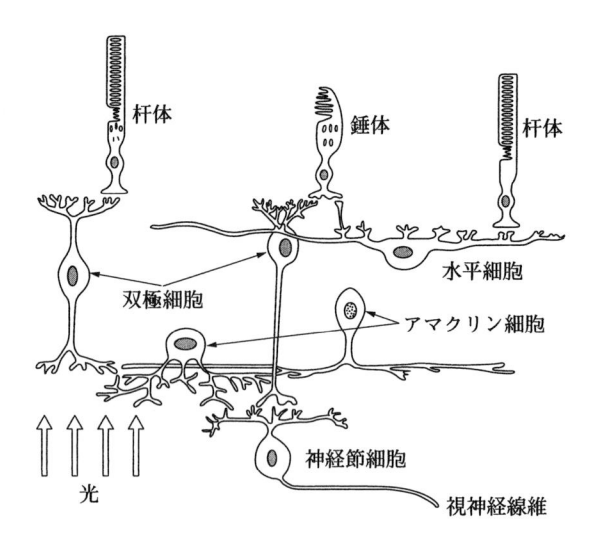

図 11.4　網膜の模式図

(図 11.4)．視細胞には錘体，杆体の 2 種類があり，光を電気エネルギー(膜電位)に変換する．**錘体**は中心窩の周辺にのみ分布し，明るい部分で細かな対象を見るのに適す．錘体は赤(R)，緑(G)，青(B)に関係する 3 種類に分けられる．ヒトの錘体で，吸収スペクトルのピークとなる波長が 558 nm(R)，531 nm(G)，420 nm(B)の報告がある[36]．網膜のレベルで，色が RGB 3 種類の色の要素を担当する受容器により抽出されている．**杆体**は網膜周辺部に多く分布し，明暗や時間的情報の処理を担う．杆体は 1 個の光量子に反応するほど感度が高い．

　網膜は層構造をしており，明るさや色のコントラストの強調，動きの検出など時空間的な処理がされている．主な神経信号の伝達経路は，視細胞→双極細胞→神経節細胞→視神経である．水平細胞，アマクリン細胞は横に広く分布し，広い範囲にわたり神経連絡がある．

　受容野は網膜上の領域である．神経節細胞の受容野はほぼ円形である．視神経の応答は，図 11.5 に示すように，主に 2 種類がある．一つは，中心部がオン反応(図(a))を示し，周辺部がオフ反応を示す(図(b))．**オン中心型受容野**と呼ばれる．他は，図(c)，(d)に示すように，中心部がオフ反応を示し，周辺部がオ

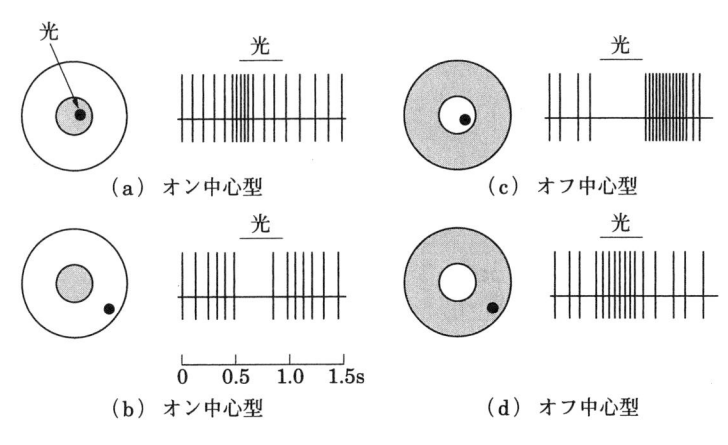

(a) オン中心型 　　(c) オフ中心型
(b) オン中心型 　　(d) オフ中心型

図 11.5 神経節細胞の受容野

ン反応を示す**オフ中心型受容野**である．

サルの**網膜神経節細胞**は大型細胞(**M 細胞**)と小型細胞(**P 細胞**)がある．大まかには，M 細胞は受容野が広く，相動的な応答を示し，受容野内を横切る速い動きの光刺激によく反応する．P 細胞は受容野が狭く，動かない小さな指標の明暗のコントラストの情報を抽出している．霊長類で，P 細胞が 80%，M 細胞が 10%，その他が 10% である．

色の情報処理に関して，錐体には RGB に対応する 3 種類があるが，神経節細胞では，赤-緑および黄-青の**反対色**応答を符号化した反対色応答細胞と呼ばれる 6 種類の存在が報告されている[38]．

11.3　外側膝状体と視覚野の情報処理

1　網膜から脳までの経路

網膜-外側膝状体-視覚野の経路は，機能・構造の上で分化がある．図 11.6 はサルでの経路を示す[50]．色，運動，立体視，形態の情報が処理されていく過程である．皮質の 17 野を第 1 次視覚野(**V 1 野**)，隣接する 18 野，19 野を視覚前野と

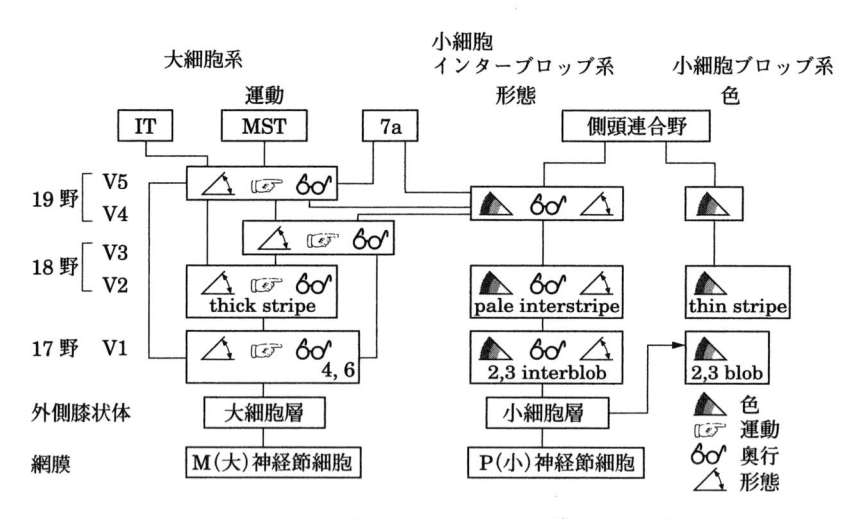

図 11.6 網膜から皮質までの経路（Kandel[51]）を一部改変）

いう．大型の網膜神経節細胞からの M 経路は，外側膝状体の大細胞層，V1野，V2野，V3野，V5野を経て IT 野，MST 野，7a 野へ向かい，さらに頭頂葉へ至る．この経路はパターンの運動や空間的位置関係に関する情報の分析・統合である．一方，小型細胞からの P 経路は外側膝状体の小細胞層，V1野，V2野，V4野を経て側頭葉へ向かう．この経路は，パターンの色と形の処理を行っている．

2 外側膝状体

外側膝状体は，皮質への経路の中継所で，その応答はおおむね神経節細胞の性質が引き継がれている．また V1 野から信号がフィードバックされており，速い眼球運動が生じているときに，ぶれた像が皮質へ伝達されないような処理や，色情報の符号化などを行う．

3 第 1 次視覚野：単純型細胞と複雑型細胞

ヒューベルとウイーゼルにより，視覚野の細胞の性質が詳細に調べられた．図 11.7 に示すように，**単純型細胞**は受容野におけるスリット光の位置により応答

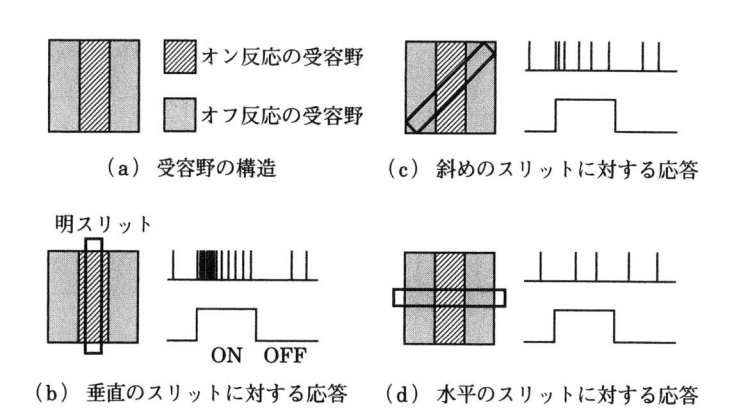

図 11.7 単純型細胞のスリット光に対する応答の模式図(右上は発射パルス)

(a) 受容野の構造 / オン反応の受容野 / オフ反応の受容野
(b) 垂直のスリットに対する応答 / 明スリット / ON OFF
(c) 斜めのスリットに対する応答
(d) 水平のスリットに対する応答

の大きさが異なる．**方位選択性**のある帯域通過型フィルタの特性をもつ．これは，形の認識などにおいて基本となる機能である．また，**線分**の長さや運動方向に選択性をもつ．

単純型細胞の受容野の発現は模式的に図 11.8 で説明される．図の外側膝状体の 1, 2, 3 はオン中心型受容野特性を示す．空間的に図のように配置され，V1 野の単純型細胞 4 に興奮性にシナプス接続すると，細胞 4 の受容野特性は図のように方位選択性が現れる．

複雑型細胞は，線刺激の場合，受容野内の位置には関係なく，方向が同じであれば同じように反応する．運動方向には敏感である．エッジ・端点に対しても反応する．モデルでは，単純型細胞がサブユニットになり，図 11.8 の 4, 5, 6 の配置により複雑型細胞の受容野が形成される．

超複雑型細胞は直線の長さに対して最適値があり，角度や曲率に対して特異な反応を示す．

V1 野も体性感覚野と同様に，深さ方向には性質のよく似た細胞がならび，**コラム(円柱)構造**になっている．方位選択型コラムと左眼優位・右眼優位の眼優位性コラムがあり，規則正しく細胞が配列されている．

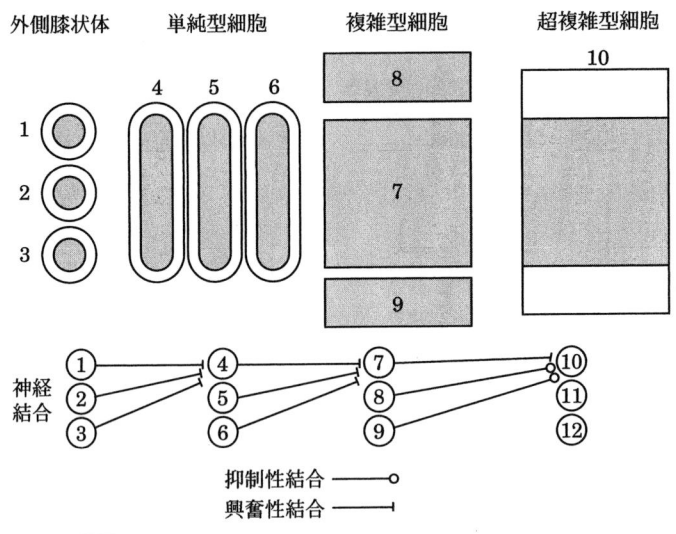

図 11.8　受容野の形状と前段の細胞の結合様式

4　高次視覚野

V2には，**主観的輪郭**に反応する細胞がある．図11.9(a)では，線分の切れ目で実際は存在しないのに，直線が見え，また左右で異なった面に見える．図(b)では，物理的には存在しない三角形が見え，それが手前にあり，黒い円が背後にある．このような主観的輪郭線に反応する細胞が見つかっている．

IT野のうち，AIT野は物体の認識などを行う場所である．円，三角形，十字

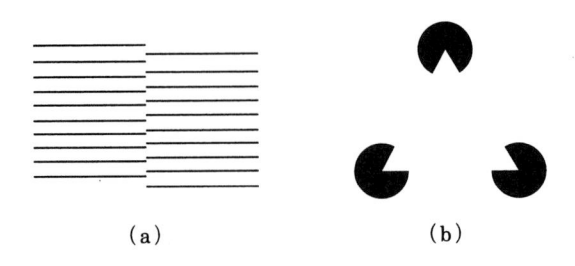

図 11.9　V2野の主観的輪郭に反応する細胞

などの図形を区別するように訓練されたサルでは，それらの図形に選択的に反応する細胞がみつかっている．さらに**顔**や**手**に選択的に反応する細胞があり，またAIT 野から投射を受ける側頭葉では，顔に選択的に反応する細胞が集まっている．

パターンの動きは，物体の実際の動きと観察者の動きの組み合わせで生じている．脳の処理システムでは，**MT 野**で局所運動方向の分析，**MST 野**で背景運動と物体運動の分離処理がなされており，これらによりパターンの動きの情報が正しく得られている．

頭頂連合野の 7 a 野には，ある位置に視線を向けたときだけに反応する**注視細胞**と呼ばれる細胞がある．3次元空間認知に関与すると考えられる．

11.4 視覚の心理現象

1 周波数特性

視覚系の空間周波数特性を測定する場合，空間位置 x における輝度 $L(x)$ が，
$$L(x) = L_0 + m \cos 2\pi \nu x \tag{11.1}$$
の**空間正弦波パターン**を使用する(図 11.10)．L_0 は平均輝度，m はコントラスト変調の大きさ，ν は空間周波数である．**空間周波数**の単位は cpd (単位視角あたりの縞の数) である．$L_{\max}$ を最大輝度，$L_{\min}$ を最小輝度とすると，**コントラスト** c は，
$$c = \frac{L_{\max} - L_{\min}}{L_{\max} + L_{\min}} \tag{11.2}$$
で定義される．種々の空間周波数で，縞の存在が知覚できるコントラストのしきい値を調べている．コントラストの感度(しきい値の逆数)は約 3〜5 cpd にピークをもつ．また，視覚系には狭い帯域幅をもつ空間周波数チャネルが複数存在する(**視覚の多チャネル理論**)．

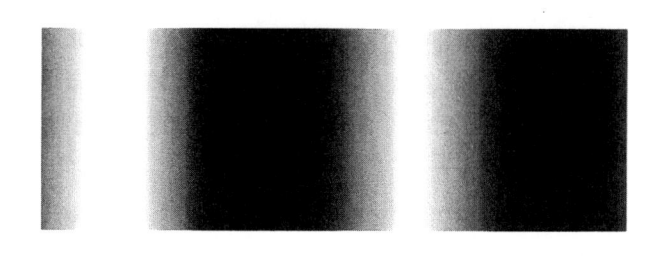

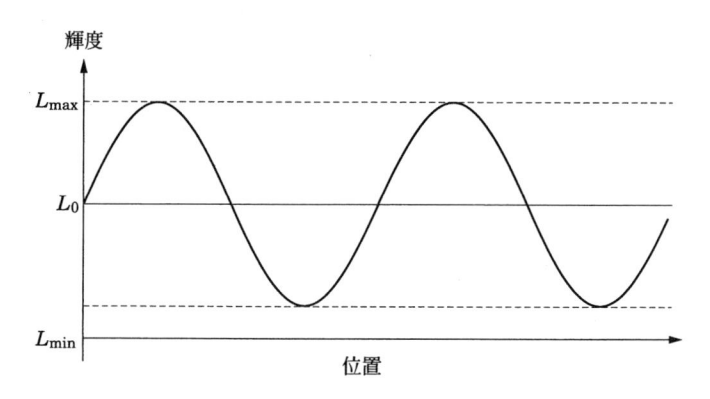

図 11.10 空間正弦波の明暗パターン

2 色覚

　色覚には三色説，反対色説がある．**三色説**は，R，G，B の 3 種類の光受容器があり，ある任意の色に対して R，G，B の反応の大きさが異なり，その和で色の感覚が生じるという説である(ヤング)．**反対色説**(ヘリング)は，混じり気のない四つのユニークな色(赤，黄，緑，青)があり，任意の色はこれらの混じり合ったものであるとする．赤と緑が同時に感じられることはない．網膜の段階では三色説に近い処理機構があり，中枢神経系で反対色説に対応する処理機構がある，とする説がある．こちらが色覚の実体に近い．

　色を表現するには，**色相**，**明度**，**彩度**の 3 要素が必要である．**表色法**の一例を示す．国際照明委員会は，赤(R) 700 nm，緑(G) 546.1 nm，青(B) 435.8 nm を原始色とし，任意の色はそれぞれの色の強度，r, g, b によって合成表現できる

とした．3次元の変量(r, g, b)を変換し，正規化して，2次元のxy**色度図**(図11.11)を求めている．任意の色は，x, y座標上の1点で表される．中央のcは白色点で，この点を挟んだ直線上の2点は反対色である．色相の範囲を客観的に表現できるので工業デザイン分野などで広く使用されている．

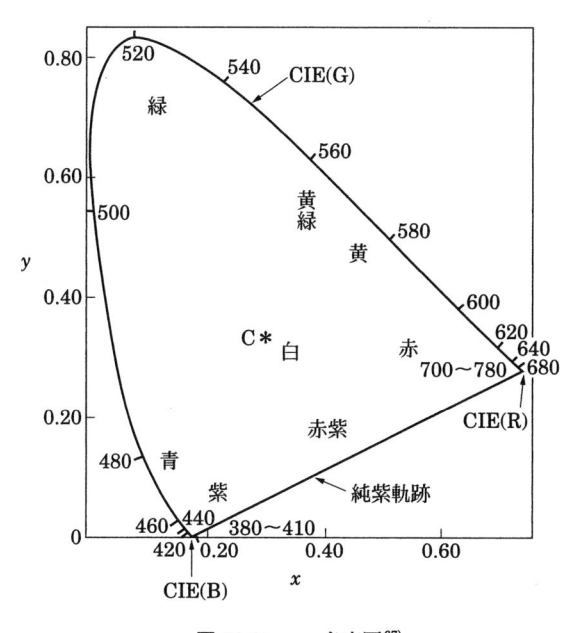

図 11.11　xy 色度図[67]

3　運動と図形の知覚

運動の知覚の例は**仮現運動**である．実際には視覚パターンは動いていないのに，動いているかのように知覚される現象である．ある程度の距離をおいて，二つの視覚パターン刺激を適当な時間間隔(約 60 ms)で短時間提示するとなめらかな運動が知覚される．二つのパターンは，円と三角形のように少し違ってもよい．

工学における画像処理では，一般には物体の輪郭の抽出が基本ある．しかし，それを正確に得ることはむずかしい．一方，網膜に投影される輪郭は途切れてい

たりして明確ではないが，中枢での処理により，その不完全な情報から輪郭を抽出している．図 11.12 では，断片的に線が散らばっているが，円の輪郭を容易に知覚できる．**群化**と呼ばれる．この**輪郭知覚**の脳内メカニズムは十分にはわかっていないが，Ｖ１野の細胞でみつかった共線型結合により説明できるとの提案がある．共線型結合では，水平線分に反応する細胞は，その延長線上にある同じ方位に選択的な細胞と結合している．延長線が円弧でも同様である．

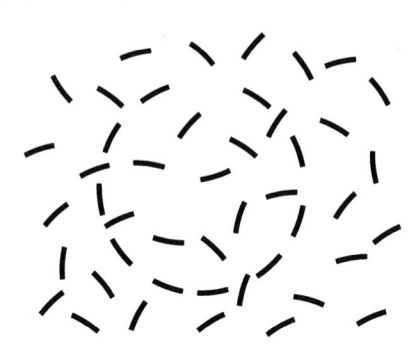

図 11.12　群化

11.5　画像処理のフィルタ

1　同心円型受容野とフィルタ

網膜および外側膝状体での同心円型受容野を**空間フィルタ**の観点から説明する．画像処理の基礎として重要である．たとえば，オンセンタ型の受容野の特性は空間的な 2 次微分に対応する．この形状と類似したものが画像処理においてエッジを強調する場合によく使用される．同心円型受容野のモデルとして，DOG（二つのガウス関数の差）フィルタが用いられる．**ガウシャンフィルタ**は，

$$g(x) = \frac{1}{\sqrt{2\pi}\sigma} e^{-\frac{x^2}{2\sigma^2}} \tag{11.3}$$

で定義される．そのフーリエ変換は

$$G(\omega) = e^{-\frac{\sigma^2 \omega^2}{2}} \tag{11.4}$$

である．2次元の DOG フィルタは，

$$g_{DOG}(x, y) = \frac{1}{2\pi\sigma_e^2} e^{-\frac{x^2+y^2}{2\sigma_e^2}} - A\frac{1}{2\pi\sigma_i^2} e^{-\frac{x^2+y^2}{2\sigma_i^2}} \tag{11.5}$$

である．ここで，$x^2 + y^2 = r^2$，$\omega_x^2 + \omega_y^2 = \omega_r^2$ とおく．フーリエ変換は，

$$G(\omega_r) = e^{-\frac{\sigma_e^2 \omega_r^2}{2}} - A e^{-\frac{\sigma_i^2 \omega_r^2}{2}} \tag{11.6}$$

となる．A は興奮領域と抑制領域の相対的な強さを表す．σ_e, σ_i は広がりを表す．A が 1.0 のとき，バンドパスフィルタであるが，A が減少するに従いローパスフィルタに移行する．

2 単純型細胞のモデルと画像処理の例

単純型細胞の2次元の応答特性のうち，最適方位と直交する軸の応答を図 11.13 に示す．**ガボール関数** $G_b(x)$ は空間周波数を ν として，

$$G_b(x) = e^{-\frac{x^2}{2\sigma^2}} \cos(2\pi\nu x - \phi) \tag{11.7}$$

で表される．図の曲線は式(11.7)である．応答特性がガボール関数で記述される

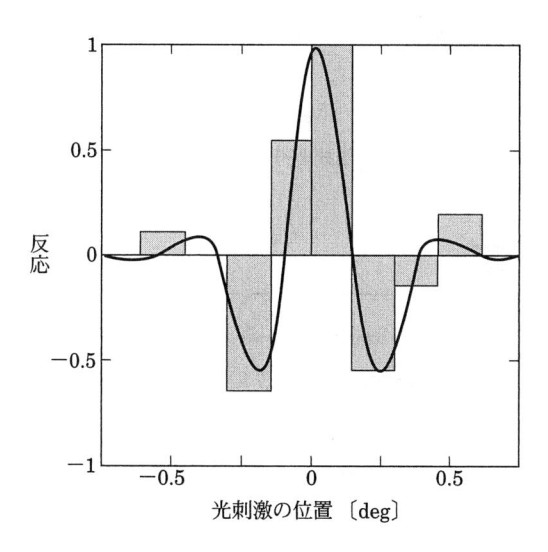

図 11.13 単純型細胞の応答特性とガボール関数

ことがわかる．なお2次元ガボール関数の最適方位の方向はガウス関数である．

2次元のガボール関数は特定の空間周波数，方位，位相のパターンに選択的に応答するようなフィルタ特性に対応する．これを利用した**目領域検出**の特徴抽出ネットワークを紹介する[24]．図11.14にその構成と処理結果の一例を示す．図の左より順に，入力(**顔画像**)→ガボール関数フィルタ(白は正，黒は負を表す)→しきい値→線形加算→しきい値→出力である．目および頭，肩などの領域に対して大きな出力を出すようなパラメータ(方位・周波数・位相)のガボール関数フィルタを構成した．そして，出力に目が選択されるようになっている．

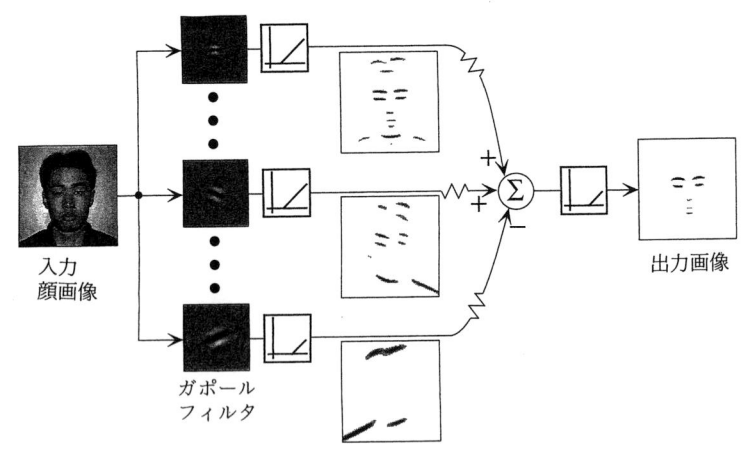

図11.14　2次元ガボール関数を利用した目の領域抽出ネットワーク[24]

11.6　課　題

課題11.1　コントラストの感度が3〜5 cpdにピークをもつという．さまざまな物体を見るとき，この特性はどのように関係してくるのか．

課題11.2　式(11.4)(11.6)を導け．フーリエ変換

$$F\{e^{-\lambda t^2}\} = \sqrt{\frac{\pi}{\lambda}} e^{-\frac{\omega^2}{4\lambda}} \tag{11.8}$$

を利用せよ．$F\{\ \}$ はフーリエ変換を表す．

課題 11.3 図 11.14 に用いたガボール関数の一つのフィルタの形状を 3 次元的に図示せよ．最適方位方向がガウス関数，それと直交する方向がガボール関数である．

課題 11.4 オンセンタ型受容野の特性は 2 次微分に対応するという．これを説明せよ．

第 12 章

聴覚系の情報処理と音声

12.1 静かさと音

"ししおどし"の竹の音を聞くと，いかにも静かな感じを受ける．ヒトにとって，静けさとは物理的なそれではなさそうである．もう一つ日本庭園技術の傑作に**水琴窟**(すいきんくつ)がある(図12.1)．水滴が瓶の中に落ちて，すんだ音を響かせる．瓶は音を反響させるための最も重要な要素である．ヒトは，美しい音を発生するさまざまな楽器をつくってきたが，水琴窟は生活の場において静けさを伴うような音を発生する器物として興味深い．

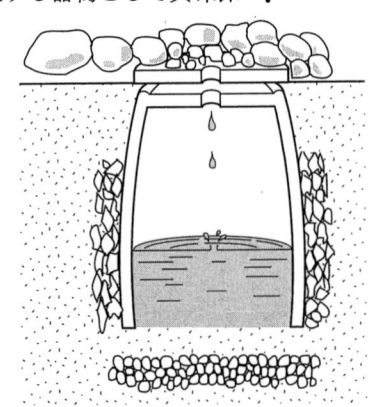

図 12.1 水琴窟

さて，動物の音による交信では発音と聴覚が密接に関係しており，それらは相互に関係し合いながら，発達している．**聴覚系**では，音信号の検出，音情報の抽

出，音源の定位がなされている．ここでは音信号の情報の主要な要素が周波数であることを指摘しておこう．

12.2 聴覚器官の構造と聴覚の神経機構

1 耳の構造

音波は，耳介から外耳道に入り，中耳の**鼓膜**を振動させ，さらに**耳小骨**(ツチ骨，キヌタ骨，アブミ骨)を介して内耳の蝸牛へと信号が伝えられ，蝸牛からの求心性神経(聴神経，蝸牛神経)へ出力される(図 12.2)[56]．ヒトでは，外耳道は共鳴器として働く．外耳と中耳は鼓膜によって隔てられている．中耳と内耳の間には，薄膜が張られた二つの窓がある．前庭窓(卵円窓)と**正円窓**である．図に示すように鼓膜の振動は，ツチ骨→キヌタ骨→アブミ骨→卵円窓の順に伝えられる．音のエネルギーをリンパ液の中の細胞に伝えるため，鼓膜の大きな振動を前庭窓の小さな振動に変える．音圧で，約 22 倍(27 dB)である．

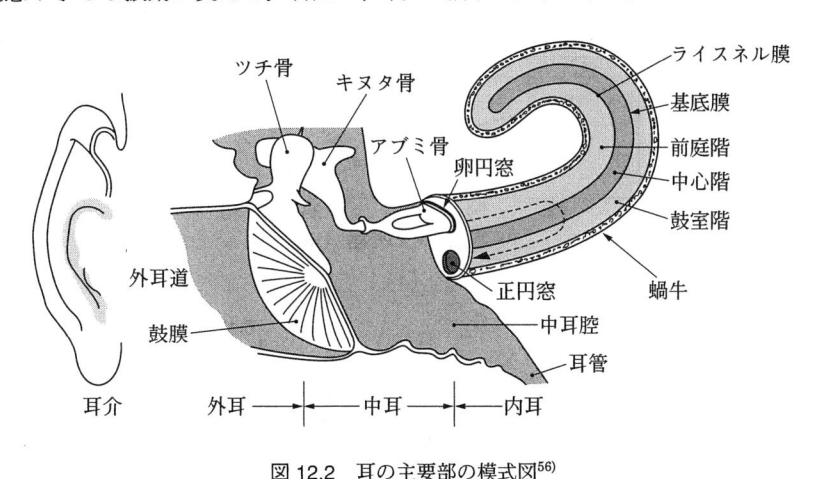

図 12.2 耳の主要部の模式図[56]

蝸牛には，前庭階，鼓室階，中心階の三室がある．中心階はライスネル膜と**基底膜**とによって他と隔てられ，内リンパ液で満たされている．鼓膜の振動がアブ

ミ骨の動きにより卵円窓に伝えられると，リンパ液が振動し，基底膜を振動させる．続いて，聴覚受容器であるコルチ器官の**有毛細胞**の毛もそれにつれて動き，有毛細胞の膜電位が変化する．膜電位の脱分極は，シナプス前膜からの伝達物質の放出を経て，1次聴ニューロンのパルス発射に変換される．有毛細胞は基底膜の変位とその速度に関する情報を検出している．

2　基底膜の機能

　基底膜の動きとして基底部から先端に向かって進む進行波が現れる．基底膜の幅は，基部で狭く，先端部では広くなっている．進行波は図 12.3 に示すように，ある場所で振幅は最大となり，先端部(蝸牛頂)で消える[52]．図(a)は 200 Hz の音によって発生する進行波で，正円窓から約 28 mm の場所で最大である．図(b)に示すように，進行波が最大振幅となる位置は周波数を高くすると基底膜の

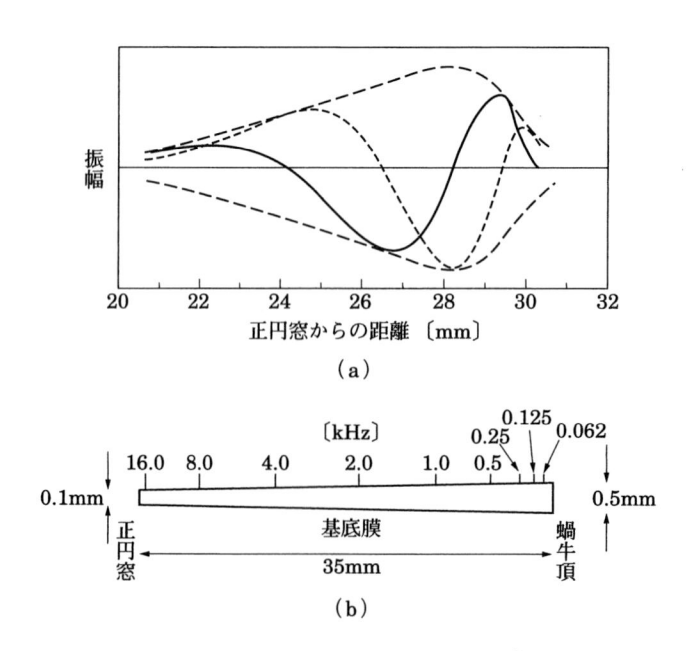

図 12.3　音刺激による基底膜の振動と進行波(管[52]を一部改変)

基部に移動する．そして基底膜上に並んでいる**有毛細胞**は，中心周波数が異なる帯域通過フィルタの特性をもつ受容器として働くことになる(図(b))．

基底膜・有毛細胞は従来は，特性固定の系とみなされていたが，たとえば，弱い音には，系の利得を上げ，そして信号対雑音比を上げて周波数分析を行うような能動的な系であることがわかってきた．事実，有毛細胞には多数の遠心性の神経が接続している．

3　聴覚受容器から脳への信号の流れ

聴覚情報は図 12.4 に示すように，有毛細胞の興奮が 1 次聴ニューロンでパルスに変換され，蝸牛核，上オリーブ核，下丘，内側膝状体を経由して大脳皮質聴覚野へ伝えられる．基底膜の振動，毛の動き，そして受容器電位は音波と同期して増減する．たとえばコウモリの耳を 100 kHz の音波で刺激すると，100 kHz の電位変化が起こる．この交流性の電位は蝸牛マイクロフォン電位と呼ばれる．

左右の耳からの信号は，末梢では独立に処理されている．上オリーブ核でまとめられて，左右の耳に到達する音の強度差と**時間差**が検出される[75]．音源定位の手がかりとなる情報である．

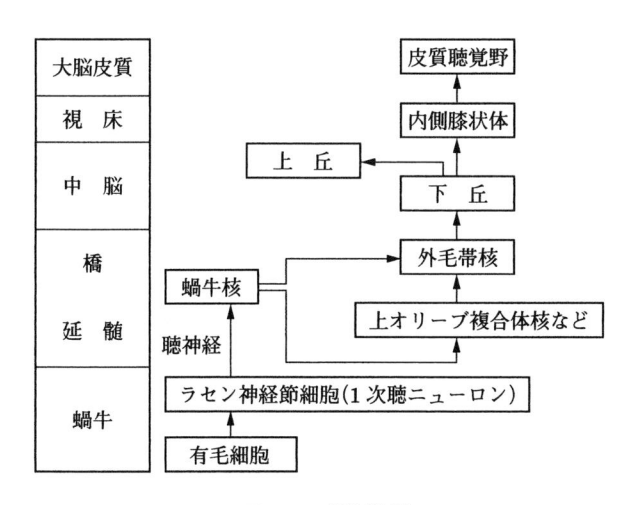

図 12.4　神経機構

4 周波数同調曲線

種々の周波数の音を聞かせて,音圧のしきい値を計測し,それをプロットした曲線を**周波数同調曲線**という.図12.5は1次聴ニューロン(a),下丘(b),皮質聴覚野(c)のニューロンの周波数同調曲線である[52].1次聴ニューロンから上位のニューロンになるに従い興奮野が狭くなるが(下丘では非常に狭い),皮質では再び広くなる.この様相を同図(d)に模式的に示す.しきい値が最小である周波数を最適周波数または**特徴周波数**といい,このニューロンでは,約12 kHzである.

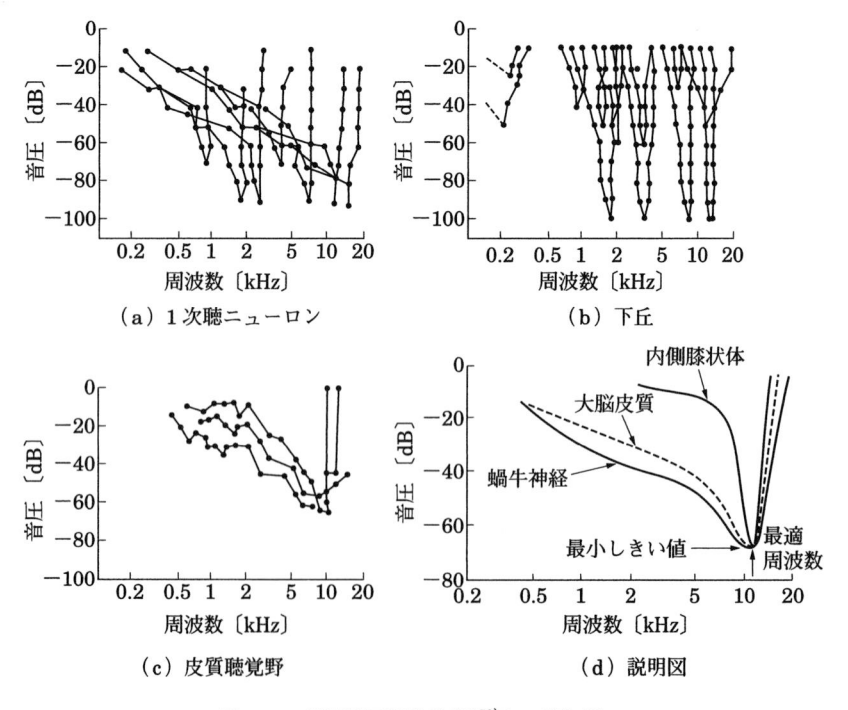

(a) 1次聴ニューロン

(b) 下丘

(c) 皮質聴覚野

(d) 説明図

図 12.5 周波数同調曲線(管[52]を一部改変)

第1次聴覚野は,応答野が内側膝状体よりも広くなっており,一度分析されたものを再統合し,複雑な複合音の特性認知などに関与していると考えられてい

る．音の強さの弁別などの基本的な機能は下位中枢が担当し，音の調子，音色などの感覚は上位の中枢が処理している．

12.3 聴覚の心理物理的特性

1 音と可聴範囲

音は空気の粗密波(音波)によって起こされる聴覚的感覚であると定義されている．音の心理的な要素には，大きさ，高さ(**ピッチ**)，**音色**の3種類があり，それぞれ，波形の振幅，基本周波数，波形に対応する．**音圧**は，音によって生じた時間的圧力変化の実効値である．音圧を p，基準音の音圧を p_0 とし，

$$n[\mathrm{dB}] = 20 \log_{10} \frac{p}{p_0} \tag{12.1}$$

を**音圧レベル** SPL という．一般には $p_0 = 20\mu\mathrm{Pa}$ としている．この値は 1 kHz の純音の最小可聴限(耳に聞こえる最も弱い音)にほぼ対応する．また，p_0 をそのヒトの最小可聴限としたとき，n は**感覚レベル**という．なお，純音とは，一つの正弦波からなる音である．一般の音は複合音である．

聴覚が生じ得る範囲(**可聴範囲**)は動物によって異なり，ヒトでは 20 Hz～20 kHz，イヌでは 15 Hz～5 kHz，コウモリでは 1～120 kHz である．この違いは，動物にとって重要な音信号を効果的に検出するために起こる．交信者，捕食者や被捕食者の出す音の周波数において，しきい値が最小である．ヒトでは主言語の周波数は 1～3 kHz であり，この帯域でしきい値が低い．

2 マスキング

マスキングとは，ある音のために他の音が聞きとりにくくなる現象をいう．低い音は高い音をマスクしやすく，高い音は低い音をマスクしにくい(図 12.6)[63]．これは基底膜の振動の仕組みによる．周波数の高い音による基底膜の振動は主として基部の近傍であるが，低い音は先端まで到達するからである．さ

図 12.6 マスキング効果[63]

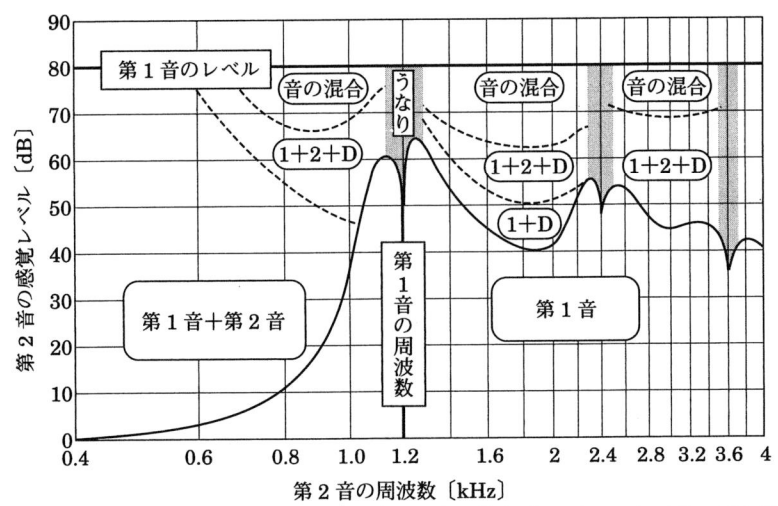

第 1 音（1.2kHz）を与え，そして第 2 音のしきい値をプロット．1＋2＋D：第 1 音と第 2 音と差音を聞く，1＋D：第1音と差音を聞く．灰色部はうなり．

らに，**2音抑制**が皮質ニューロンの活動に現れていることが明らかにされている[33]．

3 両耳聴と音像

音源定位において，両耳性の手がかりは左右の耳に到達する音信号の時間差と振幅差である．低い周波数の音は，回折により頭を回り込むので左右の耳での振幅差はなくなる．しかし，高い周波数の音は，波長よりも頭が大きいので，反射され，左右の耳で振幅差が現れる．一方，神経パルスで送られる時間情報はヒトではたかだか 1 ms 弱であるので，位相差（時間差）を利用するのは低い周波数の音に限られる．

左右の耳での振幅差（強度差）と時間差との間に取引きが行われる．これを，**時間-振幅取引き**という．たとえば，左耳に対して，右耳を強くすると，後頭部にあった音像は右側にずれるが，この場合に右耳に到達する時間を左側より遅くすると振幅差と相殺される．**ステレオ放送**は，このような作用を利用し，音像の位

置を調節している．また，このような特性を利用して，立体音像を人工的につくることが可能となる．

聴覚特性の一つに，**カクテルパーティ効果**がある．騒がしいパーティーの席で，ある特定の人の声を聞き分けることができる．また，自らの発生した音による刺激を抑制し，外来の音刺激を効率よく検出する仕組みがある．われわれは，自分が出している音がうるさくて話しにくいということはない．

12.4　音声の解析

1　音声のスペクトル

音声の生成は，基本的には声帯，声道，唇の三つで構成される（図12.7）．

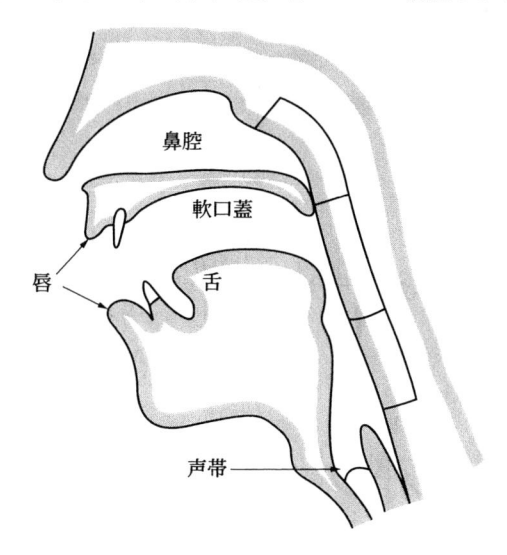

図12.7　音声の生成

① 音源は，肺から排出される呼気と声帯振動によるもので，有声音は周期的なパルス波形，無声音はランダムな雑音波形となる．
② **調音器官**（舌，唇，顎）の運動により音響的な共鳴空間がつくられ，ここを

音源波形が伝播し，波形に音韻の情報が乗せられる．
③ 唇から空間へ音波が放出される．

基本である母音について述べる．音声生成系は共鳴特性で表現され，**全極型**と呼ばれるモデルで定式化される．音声波形のサンプル値の間に線形予測性があると仮定した自己回帰過程のモデルである．時刻 n のサンプル値 x_n を，

$$x_n = a_1 x_{n-1} + a_2 x_{n-2} + \cdots + a_p x_{n-p} + e_n \tag{12.2}$$

で表現する．a_i は線形予測係数で，e_n は予測誤差である．なお係数は予測誤差の2乗平均値を最小にする基準で求められ，効率的な解法が開発されている[66]．
さて，式(12.2)を z 変換すると，

$$X(z) = H(z) E(z) \tag{12.3}$$

$$H(z) = \frac{1}{1-(a_1 z^{-1} + a_2 z^{-2} + \cdots + a_p z^{-p})} \tag{12.4}$$

となる．つまりシステムの伝達関数が $H(z)$ で，入力 $E(z)$ に対する出力が $X(z)$ である．$e(n)$ は予測誤差と定義したが，関数 $H(z)$ の入力として取り扱われ，母音では周期的なパルス列で近似される．また，音声波形の**スペクトル**は，

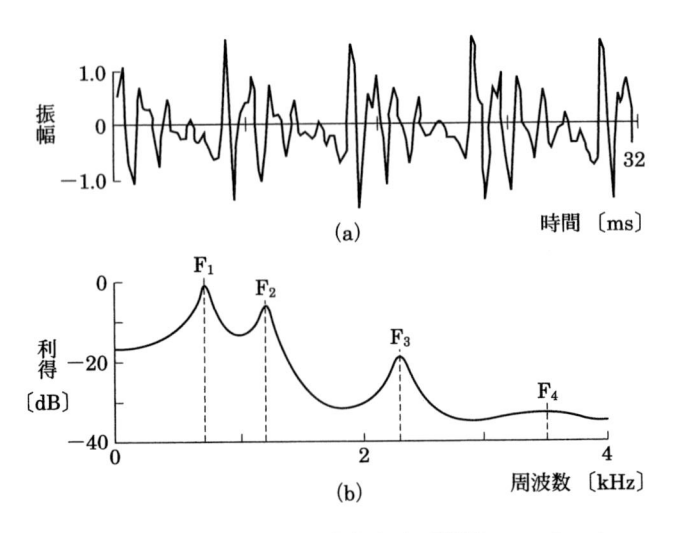

図 12.8　母音/a/発声時の音声波形と周波数スペクトラム

$H(z)$ において，$z=e^{j\omega T}$ として求められる．T はサンプル間隔である．

図12.8に母音/a/の観測波形とスペクトルを示す．スペクトル上にピークが現れ，その周波数を**フォルマント周波数**という．それは式(12.4)の $H(z)$ の分母をゼロとおいた式から求まる．周波数の低い方から，第1フォルマント F_1，第2フォルマント F_2 と呼ばれる．図12.8では，F_1 は約 0.7 kHz，F_2 は約 1.1 kHz である．母音の認識にはこれらのフォルマントが利用される．

ヒトの音声信号では周波数成分が時間とともに変わる．英語の子音は，短い雑音成分からなり，子音と母音をつないだ単音節語では雑音成分 NB と定常周波数成分 CF の間に"わたり"と呼ばれる周波数変調成分 FM がある[52]．図12.9に示すように，/a/の F_2 に"わたり"をつけると，/ka/，/ta/，/pa/になる．さらに，F_1 にも"わたり"をつけると，/ga/，/da/，/ba/になる．なお，上記の CF，NB，FM は音信号の三つの情報要素と呼ばれる．われわれの聴覚系は，音声を容易に認識しているので，これらの情報要素が巧妙に処理されているはずである．

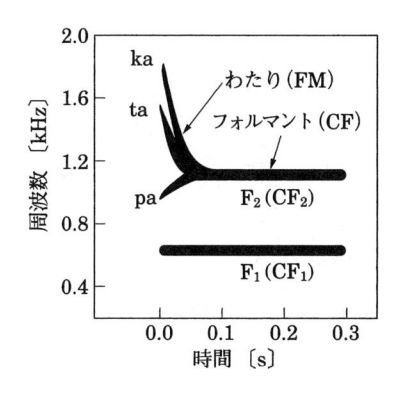

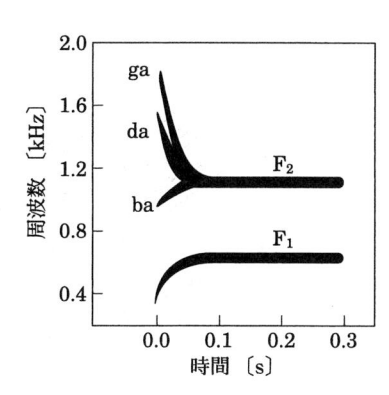

図12.9 子音発声時のソナグラム[52]

2　時間周波数解析

フーリエ変換や相関法では，定常的な信号を仮定して，処理を行う．音声のような**非定常**な信号に有効な手法として，**ウェーブレット変換**がある．特徴は，時

間，周波数の領域で窓の幅が可変である．中心周波数/バンド幅が一定となるウェーブレット変換の一つに，

$$DW(j, b) = \frac{1}{2^{\frac{j}{2}}} \int_{-\infty}^{\infty} f(t) \Psi\left(\frac{t-b}{2^j}\right) dt \tag{12.5}$$

がある．ここで，t は時間，$f(t)$ は音信号，j はスケール変数，b は変換変数である．$\Psi(t)$ はガウス関数と正弦波の積で表されるウェーブレットで，

$$\Psi(t) = e^{-pt^2} \sin \omega t \tag{12.6}$$

である．窓関数に相当するガウス関数の p が大きい場合，時間分解能は良くなるが，周波数分解能は悪くなる．**分解能**に関して，時間と周波数の間でトレードオフがある．非定常音のブザー音に，このウェーブレット変換を施した結果の時間周波数関係を図 12.10 に示す[58]．時間とともにスペクトルが変化する様子がわかる．

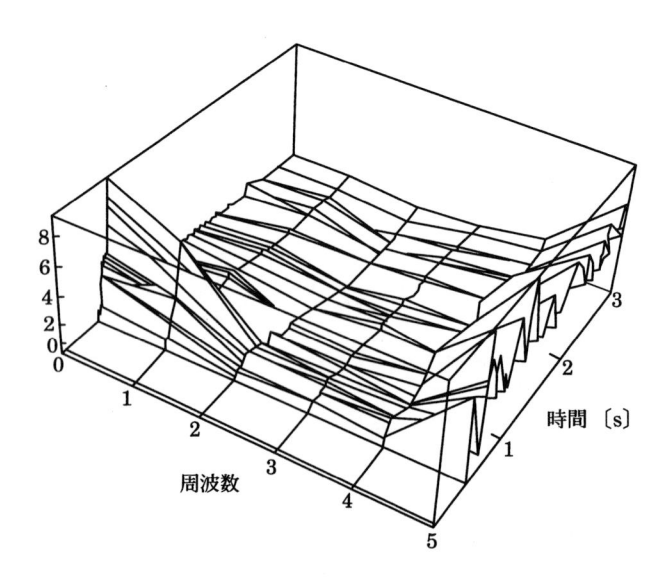

図 12.10 ブザー音の時間-周波数表示

12.5 課題

課題 12.1 低い周波数の音の音源定位ではどのような情報を利用していると考えられるか．

課題 12.2 式(12.4)の a_1, a_2 に適当な値をいれて，スペクトラムを計算せよ．ただし，a_3 より高次はゼロとする．

課題 12.3 母音/a/の F_1(約 0.7 kHz)は音声波形のどのような成分に対応するか述べよ．

第13章

遺伝子と進化

13.1 技術の継承

　遺伝子により親から子へと体の設計図が受け継がれていくが，ここでは，"ものつくりの受け継ぎ"について述べよう．人間は，ホモ・サピエンス(知恵のあるヒト)，ホモ・ファーベル(ものをつくるヒト)，ホモ・ルーデンス(遊戯するヒト)，ホモ・オランス(祈るヒト)などといわれ，他の動物とは区別される．エジプトでは紀元前3000年頃には，パピルスの束と束を互いに結んでつくった草船が走っていた(図13.1)[39]．パピルス船をもとにして，さらにさまざまな改良がなされ，前2000年頃になると，100人以上の乗組員を運ぶ沿岸航海用の大型船が現れている．時代は進み，**アルキメデス**(前287〜212)により，技術は大きく進歩した．アルキメデスは技術の理論化を企て，さまざまな装置を発明，改良し，実地に応用する工学者であった．ともあれ，沈みそうな鉄の船が荒波の中で

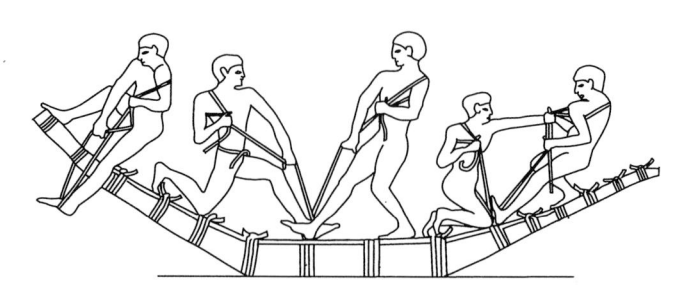

図13.1　パピルスでつくる古代エジプトの船[39]

も浮かんでいることは実に不思議である.

20世紀後半より，遺伝子の解析が急速な勢いで進んでいるが，進化の過程，遺伝子と機能の関連などの生物の原理を数理的に説明できる理論の展開が次の世代の研究課題であろう．そこでは複雑な現象の背後に潜む単純な一般原理を知りたいわけである．

13.2 遺伝子とタンパク質

生物はさまざまな構成要素をもつ．最も重要なものは，遺伝子とタンパク質である．すべての生物がこの二つの構成要素をもち，自己の複製と自己の維持を行う．どのような生物もすべて，骨も髪の毛も筋も細胞からできている．細胞の核には，遺伝情報がしまい込まれ，すべての細胞は基本的には同じ遺伝情報をもっていると考えられている．髪の毛の細胞にも，全身をつくりうる遺伝情報が保存されているわけである．

1 タンパク質とアミノ酸の機能

タンパク質は，細胞の構成成分になったり，化学反応を触媒したり，遺伝子のスイッチを調節したり，細胞内のありとあらゆる仕事を引き受けている．

酵素は代表的なタンパク質で，細胞の内外の溶液中に浮かんでおり，滅多に起こらない化学反応を起こりやすくする作用をもつ．カタツムリは植物繊維を分解する酵素をもっており，固い草木を食べて，栄養とすることができるが，ヒトにはその酵素がない．

さまざまな細胞があるが，それは細胞のなかで，どのようなタンパク質が合成されるかという違いによる．レンズになる細胞は，クリスタリンというタンパク質を合成する．この細胞が，うまく組織化されると，レンズができ上がってしまう．驚くべきことである．基本的な性質を以下にあげてみよう．

① タンパク質は**アミノ酸**の1本のひもからできている（図13.2）．タンパク質は複雑な立体構造をとるが，アミノ酸という部品が1次元的に連なってで

                    タンパク質の一部   アミノ酸の
                                              分子モデル

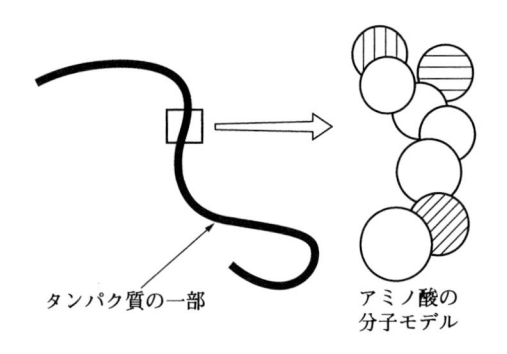

図 13.2　タンパク質とアミノ酸

きている．

② タンパク質を構成するアミノ酸は特定の 20 種類だけである．どの生物でも同じアミノ酸である．

③ 各アミノ酸はアルファベットの 1 文字で表記される (慣例)．たとえば，アラニンは A．

④ アミノ酸列はアルファベットの文字列で表される．立体構造の複雑なタンパク質が，簡単な文字列で表現できる．たとえば，「VLSPADK‥」である．

⑤ タンパク質の立体構造は基本的にはアミノ酸の配列情報だけで決定される．

⑥ 20 種類のアミノ酸はそれぞれ異なった性質をもっている．これがタンパク質の構造・機能と密接に関係する．

2　遺伝情報の発現

アミノ酸の配列は DNA (デオキシリボ核酸) 上の遺伝情報に従って決定される．ワトソンとクリックにより明らかにされたように，遺伝子の本体が DNA で，**二重らせん構造**である (図 13.3)．DNA は細胞体の中の染色体と呼ばれる構造体の中に規則正しく折りたたまれて存在している．さて，2 本の鎖は，1 本の鎖の塩基配列が決まれば，他方が構造上必然的に決まるような関係にある (相補的な塩

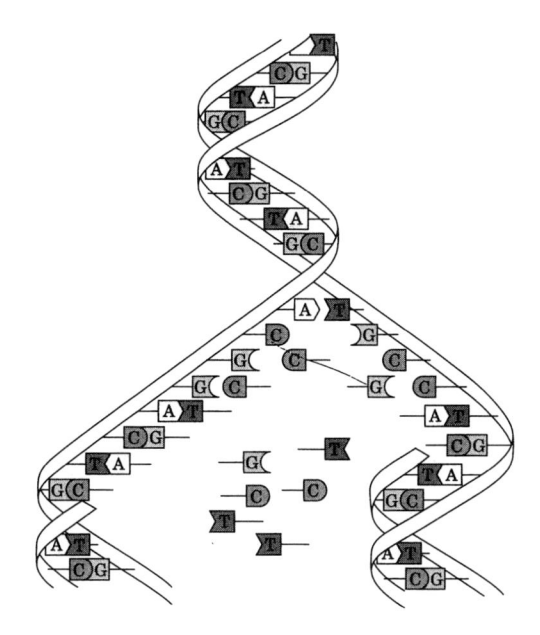

図 13.3　DNA の二重らせん

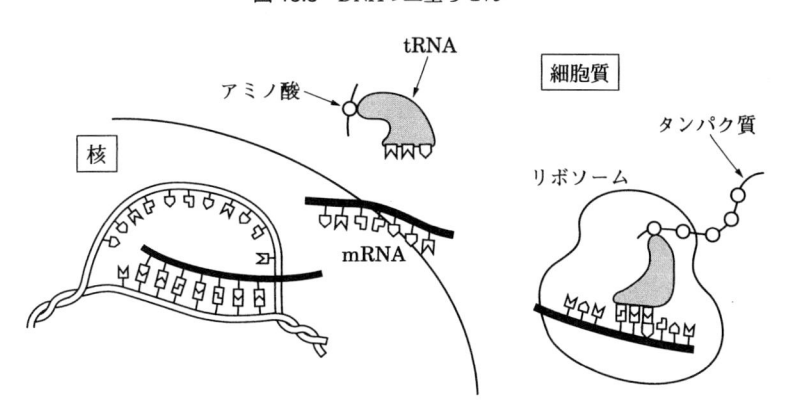

図 13.4　転写と翻訳の模式図(中井[64])

基の対)．まず二重らせんのひも構造をした DNA の中の遺伝情報は，いったん RNA と呼ばれる兄弟物質に相補的に写し取られ(**転写**)，その RNA の情報が，簡単な変換の規則によってアミノ酸配列に翻訳されて，タンパク質が合成される

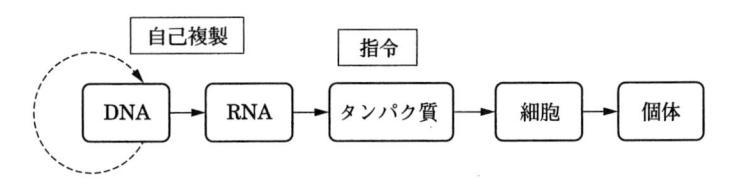

```
      自己複製              指令
         ┌─┐
       ⌒  ↓
      ( ┌───┐    ┌───┐    ┌─────┐    ┌───┐    ┌───┐
       →│DNA│───▶│RNA│───▶│タンパク質│───▶│細胞│───▶│個体│
      ( └───┘    └───┘    └─────┘    └───┘    └───┘
       ⌣
```

図 13.5　遺伝子情報の流れ

(**翻訳**)．図 13.4 のように，RNA 上の 3 個の塩基ごとに一定の対応規則でもって，アミノ酸が順につながれていく．DNA → RNA →アミノ酸配列→タンパク質という過程でタンパク質が合成される．これが**遺伝情報の発現**である．さらに，タンパク質から，細胞，生物個体の形質に反映される(図 13.5)．

3　RNA と DNA

　RNA は，**塩基**が並んだ 1 次元配列である．RNA には，

　　　　　A：アデニン，U：ウラシル，G：グアニン，C：シトシン

の 4 種類の塩基が存在する．この 4 種類でもって，20 種類のアミノ酸をコード化している．一つのアミノ酸を指定するのに，3 個の塩基が使用される．三つの組とアミノ酸との対応表は完成している(この表を**遺伝暗号**と呼ぶ)．たとえば，GCC はアミノ酸のアラニンに対応する．

　　　　　アラニン(アミノ酸)：GCC(3 個の塩基)

この遺伝暗号は地球上のすべての生物にあてはまる．

　DNA は遺伝子の原簿であり，細胞が生きている限り保存される．DNA は

　　　　　A：アデニン，T：チミン，G：グアニン，C：シトシン

の四つの塩基からなる．RNA とはチミンのみ異なっている．DNA と DNA の間および DNA と RNA の間で，A と T (または U)，G と C が相補的な対をつくる．DNA の複製や転写のとき，この性質が使用される．DNA は情報の貯蔵をしている．DNA は細胞中では折りたたまれており，**染色体**と呼ばれる構造をつくっている．ヒトの染色体 DNA は切れ目のないひとつながりになっており，46 本存在する．

4 遺伝子

　遺伝子は，DNA上の一部であり，点在している．DNAの長い鎖は，そのすべてが意味をもっているわけではない．タンパク質の構造情報がコード化されている領域(タンパク質に翻訳される被転写領域：構造遺伝子)やその翻訳を調節するための遺伝子調節領域(プロモータ，オペレータなど)が，DNA上にとびとびに存在している．これら1セットを**遺伝子**と呼ぶ．つまり，一つの遺伝子は，一つのタンパク質の設計図に対応するDNA上の領域である．一般にDNAの大部分は使われていなく，ヒトでは遺伝子として使用されるのは全体の5%くらいといわれている．ヒトのDNAの総量は約30億塩基対である．ヒトの遺伝子の数は約10万個と推測されている．ヒトの場合，各細胞で発現している遺伝子は約1万数千で，そのうちその細胞に特徴的な遺伝子はその数%にすぎない[41]．それ以外は，細胞が生きていくのに必要な処理をしている．

　遺伝子は，簡単にいえば，タンパク質の構造情報(設計図)と，それがいかなる状況で，どれくらい合成されるかという制御情報を有している組である．**遺伝情報**とは，"どのようなタンパク質をつくるか"，"特定のタンパク質をつくるタイミングや量をどうコントロールするか"という情報である．遺伝子はタンパク質に関する情報だけを記述している．走るのが速い，歌が上手などの情報も，どこかに何らかの形で蓄えられているかもしれないが，よくわかっていない．

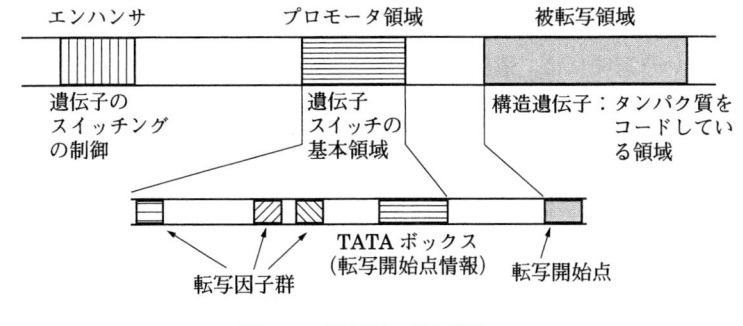

図 13.6　遺伝子の基本構成

5　ゲノムプロジェクトと生物情報学

　生物情報学と呼ばれる計算機を利用した新しい生物学のアプローチがある．これは，遺伝子とタンパク質を中心とした生物学の分野にコンピュータサイエンスの方法論をもち込んだ新しい学際的領域である．キーワードとして次のような項目があげられる．

① データベースの構築：DNA 塩基配列，RNA 塩基配列，タンパク質のアミノ酸配列などのデータベースなどが公開されている．
② タンパク質構造予測：アミノ酸配列からタンパク質の立体構造の予測．
③ 遺伝子の構造解析：DNA 配列と遺伝子の機能的構造との関係を解析する．たとえば，プロモータ領域はどこか？
④ 分子進化：現在，進化は DNA の塩基配列に変化が蓄積することによって起こったと考えられている．この考えに従い，酸配列の差違を基準に進化を調べる．
⑤ ゲノム解読：**ゲノム**とは生物の遺伝情報全体である．ヒトゲノムプロジェクト(DNA の全配列の解読)，地図の作成(解読された DNA 配列とゲノムとの対応を示す地図)．

　そこで使用される手法としては，人工知能における機械学習，最適化技法，ニューラルネットワーク，遺伝的アルゴリズム，隠れマルコフなどがある．

　ヒトの DNA 配列をすべて解読するという**ヒトゲノムプロジェクト**が行われた．DNA 配列をすべて読んだとしても，その"意味"を理解しないと価値はない．ここでいう意味には，遺伝子のレベル(遺伝子型)から生物固体の種々の性質(表現型)に至るまでの関係である．ゲノムプロジェクトがめざしている最終的な知識は，全ゲノムを配列レベルで解明することである．それと同時に，その構築や相互の関係，そして生理機能との関係も含まれる．ゲノム解析は，今後コンピュータの利用により，急速な展開がみられるであろうし，またそれが医学，生物学，薬学からも強く期待されている領域でもある．

13.3 進化論的計算論

1 遺伝的アルゴリズムの概要

進化論的計算論という生物の進化の過程をお手本にしたコンピュータ・プログラミング手法がある[77]．その一つに，**遺伝的アルゴリズム**(以下，GA と略す)がある．組み合わせ最適化問題や多峰性の非線形最適化問題を近似的に解く方法として提案されている確率的な最適化アルゴリズムである．特徴は，発見的手法(ヒューリステック法)とランダム探索法を有効に組み合わせた方法である．遺伝子とのアナロジーがおもしろいので，GA について簡単に述べる．

2 アルゴリズム

GA では，複数の個体からなる集団を用いて，最適な解の探索を行う．生物の遺伝情報は，染色体上の遺伝子(4 種類の塩基対 G，C，T，A の組み合わせ)で表現されるが，標準的な GA では図 13.7 に示すように，0，1 のビット列で表現される．他の表現方式も可能である．このような染色体上の遺伝子で特徴づけられるものを生物になぞらえて個体と呼ぶ．各個体は解の候補をもつ．すなわち，N ビットであれば，2 の N 乗の解空間において最適解を探索することに相当する．通常は一つの世代に，数十の個体を準備する．この集団を個体群と呼ぶ．

この個体群のうちの各個体が対象とする問題の解としてどれだけ適しているかを評価する．適応度の関数を与える．個体間で増殖，競争，消滅を繰り返し，この生存競争のあとに残った個体の中で，適応度が最高となる個体を求める．進化論的あるいは遺伝的操作により個体の内容が書き換えられるが，この繰り返しの

| 1 | 0 | 0 | 1 | 1 | 0 | 0 | …… |

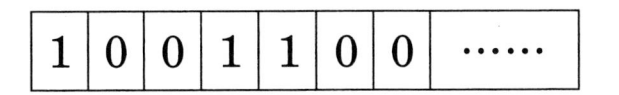

図 13.7 遺伝的アルゴリズムで用いられる個体(染色体)のビット列表現の例(各ビットが遺伝子に対応)

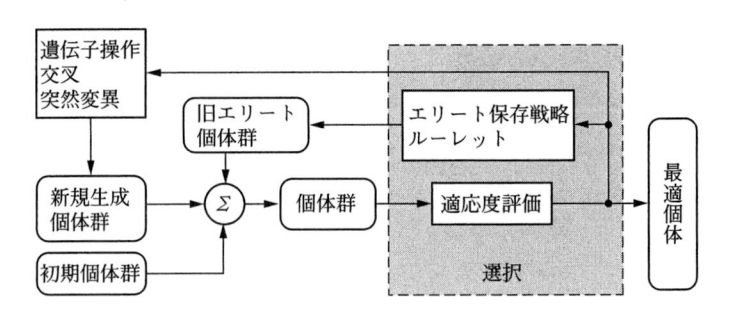

図13.8 GAのメカニズム

単位は世代と呼ばれる．代表的な**遺伝的操作**は，交叉，突然変異，選択である．

図13.8にGAのメカニズムを示す．まず初期個体群を生成する．すべての個体について適応度の評価を行い，次の世代に残す個体(エリート)を選ぶ．次の世代では，この旧エリートたちとは別に，新しい個体を生む遺伝子操作が行われる．通常，前世代の個体(親)をもとに，交叉，突然変異の操作が行われる．新しく生成された個体と旧エリートからなる個体群が形成され，再び適応度評価がされる．十分な適応度が得られるまで，これを繰り返し実行する．解の探索が，解の間での競合を伴う，いわゆる生存競争であること，そして並列的であるため，効果的な探索となっている．遺伝的操作を少し説明する．

交叉は二つの個体間で，染色体の一部を交換することである．ビット列で例を示そう．個体Aの00010と個体Bの10011を3ビット目以後を入れ替えると，新しく，00011と10010を得る．良い部分と良い部分を入れ替え，さらに良い解を得ようとするものである．

突然変異は，集団に多様性を導入するねらいがある．ビット列の場合，確率的に選択した適切なビットを反転させることである．たとえば，001011を011011のように2番目を反転させる．

選択は，どの個体を次の世代に残すかを決めることである．ここには工夫が必要である．一般には，適応度の高いものを優先的に残すが，上位の個体だけを残

すと，最適な解が得られないことが多い．多様性が失われるからである．

3　応用例：識別関数生成

GA を識別関数の生成に応用した例を示す[68]．図 13.9 に示すような 2 次元の xy 平面の三重に回転した螺旋状のデータを分離する問題を考える．○印をカテゴリ A に x 印をカテゴリ B に分類したい．線形関数では分離は不可能である．識別関数 G を次式で表す．

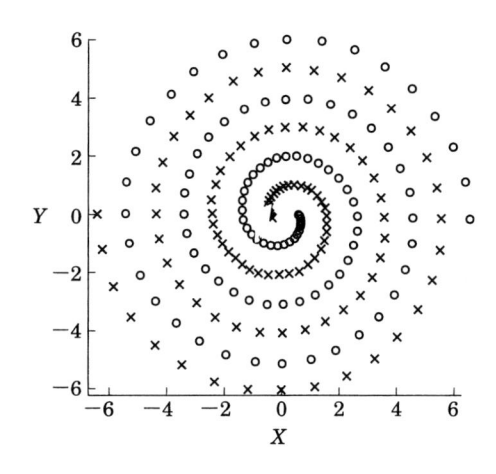

図 13.9　スパイラル関数

$$G(g_1, g_2, \cdots g_N) = a_0 + a_1 g_1 + a_2 g_2 + \cdots + a_N g_N \tag{13.1}$$

$$g_i = x^{p_j} \times y^{q_k} \tag{13.2}$$

ここで，p_j, q_k は正の整数である．g_i が遺伝子に対応する．p_j, q_k の探索に GA を利用する．染色体が $(g_1, g_2, \cdots g_N)$ で，識別関数 G の項数 N が遺伝子の数に対応する．具体的には，(p_j, q_k) の各整数の組み合わせを GA を用いて探索する．初期個体群をランダムに作成し，上記の方法により演算を実行し所望の識別結果を得ている．

進化論的計算論とは一線を画すが，**人工生命**という研究領域がある．生物の生

命現象をコンピュータ上にシステムとして実現することにより，生命の本質に迫るとともにその技術的な応用をめざす研究領域である．システムとしてはソフトウエアもあればロボットのようなハードウエアもある．実在しない生命まで対象としているので，生命を構成的に理解する道具として興味深い．

13.4 課 題

課題 13.1 なぜタンパク質がアルファベットの文字列で表現できるのか理由を述べよ．

課題 13.2 機能を考慮したとき，DNAの配列の比較が簡単でない理由を考察せよ．

付録

補習課題

A.1 ラプラス変換と伝達関数（第1章と関連）

区間 $(0 \leq t < \infty)$ で定義された信号 $f(t)$ のラプラス変換 $F(s)$ は，

$$F(s) = \int_0^\infty f(t)e^{-st}dt \tag{A.1}$$

である．

課題 A.1 線形システムの入力を $x(t)$，出力を $y(t)$ とする．入出力関係が，微分方程式で，

$$4\dot{y}(t) + 3y(t) = x(t) \tag{A.2}$$

で表される．次の問に答えよ．

（問題1） 両辺をラプラス変換して，伝達関数を求めよ．

（問題2） 角周波数を ω [rad/s] とする．ゲインを数式で示せ．

（問題3） $x(t)$ が振幅 7 V，0.16 Hz の正弦波の電圧とする．定常状態では，出力 $y(t)$ の振幅は何 V であるか．

A.2 ボード線図（第2章）

課題 A.2 周波数伝達関数 $G(j\omega)$ が

$$G(j\omega) = \frac{K(1 + j\omega T_2)}{1 + j\omega T_1} \tag{A.3}$$

である．ゲイン [dB] の定義を示せ．ゲイン特性を図示せよ（片対数グラフ）．ただし，$T_1 = 0.1$ s，$T_2 = 20$ s である．

A.3 ブロック図（第 2 章）

課題 A.3 図 A.1 のブロック図の閉ループ伝達関数を求めよ．ただし（b）の場合，リレーを高ゲインと考え，伝達関数の近似式を求めよ．

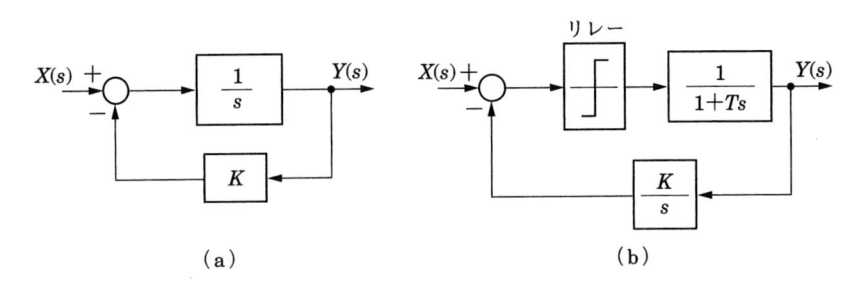

図 A.1 フィードバック

A.4 過渡応答（第 3 章）

課題 A.4.1 伝達関数 $G(s)=K/(1+T_1s)$ の回路に，単位ステップ関数の入力電圧が加えられた．出力電圧の応答を求め，図示せよ．

課題 A.4.2 細胞膜モデルとして，図 3.5（a）を用いる．細胞膜の内部から外に向かって矩形波の電流を流したとき，膜電位の時間応答が図 3.3（b）となることを数式を用いて説明せよ．

A.5 フーリエ変換とサンプリング定理（第 4 章）

区間 $(-\infty < t < \infty)$ で定義された関数 $f(t)$ のフーリエ変換 $F(\omega)$ は

$$F(\omega)=\int_{-\infty}^{\infty}f(t)e^{-j\omega t}dt \tag{A.4}$$

である．

課題 A.5.1

$$f(t)=\begin{cases} 1 & |t|\leq a \\ 0 & |t|>a \end{cases} \tag{A.5}$$

のフーリエ変換を求め，振幅スペクトラム $|F(\omega)|$ を図示せよ．

課題 A.5.2 脳波の帯域が 5 Hz から 20 Hz であるとする．8 ビットの AD 変換器を用いてサンプリングし，1 時間計測した脳波をコンピュータに格納したい．最低何バイトのメモリが必要か．

A.6 窓関数（第 4 章）

課題 A.6.1 正弦波を 2 周期分切り出した．その信号の振幅スペクトラムの概略図を示せ．基本を数式を用いて説明せよ．また 100 周期分切り出したときの振幅スペクトラムの概略を示せ．なお，$F\{x(t)\cdot y(t)\}=X(\omega)*Y(\omega)$ である．ただし，$F\{\ \}$ はフーリエ変換，$*$ はたたみ込み積分を意味する．

A.7 デジタルフィルタ（第 5 章）

一定時間間隔 T でサンプルした信号 $x(kT)$（以下 $x(k)$ と略す）に対して，

$$X(z)=\sum_{k=0}^{\infty}x(k)z^{-k} \tag{A.6}$$

を $x(k)$ の Z 変換という．

課題 A.7.1 信号 $x(n)$ に対して，

$$y(n)=\frac{1}{3}\{x(n-1)+x(n)+x(n+1)\} \tag{A.7}$$

の演算をする．3 点移動平均である．このデジタルフィルタがローパスフィルタとなっていることを示せ．ラプラス変換との関係，$z=e^{sT}$ を用いる．

課題 A.7.2 $G(s)=1/s$ の Z 変換を求めよ．

A.8 アナログフィルタ（第 6 章）

課題 A.8 伝達関数が

$$G(s)=\frac{1}{1+T_1 s} \qquad H(s)=\frac{s}{1+T_2 s} \tag{A.8}$$

で表される回路を直列に接続してバンドパスフィルタを構築した．白色雑音を入力として与えたとき，出力の信号のパワースペクトラムを図示せよ．ただし，

$T_1=0.2\,\mathrm{s}$, $T_2=10.0\,\mathrm{s}$ である．

A.9 論理回路（第6章）

課題 A.9 図 6.1(b) のフリップフロップの論理式が

$$Q_+ = S + \bar{R}Q = \overline{R + \overline{S+Q}}$$
$$\overline{Q_+} = \overline{S + \overline{R+Q}} \tag{A.9}$$

であることを示せ．なお，Q_+ は入力後の状態である．

A.10 側抑制神経回路のフーリエ変換とたたみ込み積分（第7章）

課題 A.10.1 順方向型側抑制神経回路図 6.5(a) において，結合荷重を

$$w_f(x) = \frac{K}{2A} e^{-\frac{|x|}{A}} \tag{A.10}$$

とする．A, K は定数である．

（問題1）このフーリエ変換が

$$W_f(\omega) = \frac{K}{1 + A^2 \omega^2} \tag{A.11}$$

となることを示せ．

（問題2）矩形波状の入力パターンに対する出力パターンの概略を示せ．

課題 A.10.2 逆方向型神経結合図 6.5(b) において，式 (A.10) が逆方向の抑制性の結合荷重である．

（問題1）式 (6.5) の伝達関数 $Z_b(\omega)$ を求め，ハイパスフィルタであることを示せ．

（問題2）矩形波状の入力パターンに対して，出力パターンはエッジ部の出力が大きくなり，明瞭になることを説明せよ．

A.11 フィードバック（第8章）

課題 A.11 図 A.2 の差動増幅器の利得が 60〜100 dB の範囲で変動している．

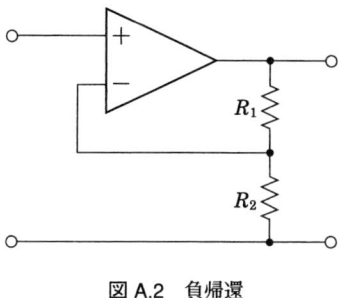

図 A.2　負帰還

(問題 1)　回路の利得〔dB〕を求めよ．ただし，$R_1=30\,\mathrm{k\Omega}$，$R_2=20\,\mathrm{k\Omega}$ とする．

(問題 2)　負帰還の意義を述べよ．

A.12　安定解析（第 9 章）

課題 A.12　直立姿勢のヒトを単一関節の倒立振子と近似する．この神経制御の最も簡単なブロック図が図 A.3 である．$Y(s)$ が角度である．

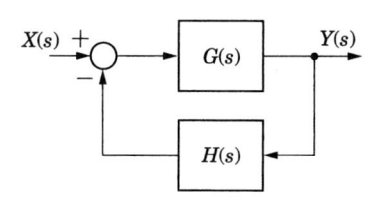

図 A.3　簡単化した筋運動系

(問題 1)　垂直位置近傍で線形形近似を行う．伝達関数が $G(s)=A/(s-K)$ となることを確かめよ．ただし，入力がトルク，出力が角度である．

(問題 2)　筋紡錘は比例と微分の機能をもつとし，伝達関数を $H(s)=(P+Ds)$ とする．筋紡錘の検出感度が増大すると系が安定化することを示せ．神経系の遅れはないものとする．

参考文献

●生体情報工学に関する書籍（年代順）
1) 樋渡涓二：生体情報工学, コロナ社 (1971)
2) 星宮望, 石井直宏, 塚田稔, 井出英人：生体情報工学, 森北出版 (1986)
3) 斎藤正男：医用工学の基礎, 昭晃堂 (1990)
4) 星宮望：生体工学, 昭晃堂 (1990)
5) 鈴木良次：生物情報システム論, 朝倉書店 (1991)
6) 福田忠彦：生体情報システム論, 産業図書 (1995)
7) M. A. Arbib 編：The Handbook of Brain Theory and Neural Networks, MIT Press (1995)
8) 中野馨：人間情報工学, コロナ社 (1996)
9) 小杉幸夫, 武者利光：生体情報工学, 森北出版 (2000)

●生理学に関する書籍
10) 真島英信：生理学, 文光堂 (1978)
11) 塚原仲晃(編)：脳の情報処理, 朝倉書店 (1984)
12) 入来正躬, 外山敬介(編)：生理学1, 文光堂 (1986)
13) 富田忠雄, 杉晴夫(編)：新生理科学大系(第4巻)筋肉の生理学, 医学書院 (1986)
14) 伊藤正男, 塚原仲晃(編)：新生理科学大系(第8巻)神経生理学総論, 医学書院 (1989)
15) 田崎京二, 小川哲朗(編)：新生理科学大系(第9巻)感覚の生理学, 医学書院

(1989)

16) 佐々木和夫, 本郷利憲(編)：新生理科学大系(第10巻)運動の生理学, 医学書院 (1988)

17) E. R. Kandel, J. H. Schwartz and T. M. Jessell (ed.) : Principle of Neuroscience, Appleton & Lange, Norwalk (1991)

● 本文中の参考文献(アルファベット順)

18) K. Akazawa, J. W. Aldridge, J. D. Steeves and R. B. Stein : Modulation of stretch reflexes during locomotion in the mesencephalic cat, *J. Physiol.*, 329, 553-567 (1982)

19) K. Akazawa, T. E. Milner and R. B. Stein : Modulation of reflex EMG and stiffness in response to stretch of human finger muscle, *J. Neurophysiol.*, 49, 16-27 (1983)

20) 赤澤堅造, 藤井克彦：バイオメカニズムにおけるシミュレーション技法(第4回), バイオメカニズム学会誌, 7, 41-49 (1983)

21) 赤澤堅造, 藤井克彦：筋運動制御機構を備えたロボット, ロボット学会誌, 6, 235-239 (1984)

22) 赤澤堅造, 竹沢茂, 楠本秀忠, 藤井克彦：張力制御における脳の伸張反射調節機構の解析, 電子情報通信学会論文誌 D-II, J72-D-II, 140-147 (1989)

23) 赤澤堅造：筋収縮の仕組みと筋モデル, 筋運動制御系, (星宮望, 赤澤堅造(編)), 1-18, 昭晃堂 (1993)

24) 赤澤堅造, 浜田隆史：視覚野ガボール型単純型細胞における特徴抽出とモデル, システム/制御/情報, 40, 26-29 (1996)

25) K. Akazawa, R. Okuno and H. Kusumoto : Relation between intrinsic viscoelasticity and activation level of the human finger muscle during voluntary isometric contraction, *Frontier Med. Biol. Engng.*, 9, 123-135 (1999)

26) 青木藩：体性感覚, 新生理科学大系(第9巻)感覚の生理学(田崎京二, 小川哲

朗(編)), 290-308, 医学書院 (1989)

27) C. Blakemore and G. P. Cooper : Development of the brain depends on the visual environment, *Nature*, 228, 477-478 (1970)

28) I. A. Boyd and M. H. Gladden : The Muscle Spindle, Stokton Press, New York (1985)

29) P. D. Cheney and E. E. Fetz : Functional classes of primate corticomotoneuronal cells and their relation to active force, *J. Neurophysiol.*, 44, 773-791 (1980)

30) C. F. Ekerot and M. Kano : Long-term depression of parallel fibre synapses following stimulation of climbing fibres, *Brain Res.*, 342, 357-360 (1985)

31) 藤井克彦：生体機能のシミュレーション, 生物物理, 7, 178-192 (1967)

32) 藤井克彦, 赤澤堅造：平均応答装置の試作, 制御工学, 11, 299-307 (1967)

33) 福西宏有：神経活動の光による時空間パターン計測, BME, 9, 51-559 (1995)

34) M. G. F. Fuortes : *Amer. J. Opthal.*, 46, 210-223 (1958)

35) A. Gonshor & G. Melvill Jones : Extreme vestibulo-ocular adaptation induced by prolonged optical reversal of vison, *J. Physiol.*, 256, 381-414 (1976)

36) P. Gouras : Color vision. In E. R. Kandel, J. H. Schwartz and T. M. Jessell (ed.) : Principle of Neuroscience, Appleton & Lange, Norwalk (1991) 467-480.

37) A. V. Hill : The heat of shortening and the dynamic constants of muscle, *Proc. Roy. Soc.*, B 126, 136-195 (1938)

38) 平井有三：視覚と記憶の情報処理, 培風館 (1995)

39) 平田寛：失われた動力文化, 岩波新書 (1976)

40) J. J. Hoppfield and D. W. Tank : Neural computation of decisions in optimization problems, *Biol. Cybern.*, 52, 141-152 (1985)

41) 星田昌紀(編著)：遺伝子情報処理への挑戦, 共立出版 (1994)

42) 星宮望：生体情報計測, 森北出版（1997）
43) J. C. Houk : Regulation of stretch reflex function, *Ann. Rev. Physiol.*, 41, 99-114,（1979）
44) 伊藤正男：ニューロンの生理学, 岩波書店（1972）
45) M. Ito, M. Sakurai and P. Tongroach : Climbing fibre induced depression of both mossy fibre responsiveness and glutamate sensitivity of cerebellar Purkinje cells, *J. Physiol.*, 324, 113-134（1982）
46) 入来正射弓, 久保田競（編）：生理学, 536-563, 632-649, 文光堂（1986）
47) R. S. Johansson and A. B. Vallbo : Tactile sensory coding in the glabrous skin of the human hand, *TINS*-January, 27-32（1983）
48) 加我君孝：聴性誘発電位による聴覚障害の診断, 計測と制御, 31, 318-319（1992）
49) 金井寛, 中山叔：生体の電気特性, 医用電子と生体工学, 24, 220-225（1986）
50) E. R. Kandel and T. M. Jessell : Touch, In E. R. Kandel, J. H. Schwartz and T. M. Jessell（ed.）: Principle of Neuroscience, Appleton & Lange, Norwalk（1991）367-384.
51) E. R. Kandel : Perception of motion, depth, and form, In E. R. Kandel, J. H. Schwartz and T. M. Jessell（ed.）: Principle of Neuroscience, Appleton & Lange, Norwalk（1991）440-466.
52) 菅乃武男：聴覚, 生理学1（入来, 外山（編）), 261-312, 文光堂（1992）
53) K. Kanosue, M. Yoshida, K. Akazawa and K. Fujii : The number of active motor units and their firing rates in voluntary contraction of human brachialis muscle, *Jpn. J. Physiol.*, 29, 427-443（1979）
54) 勝木保次, 村田計一：聴覚の生理, 電子情報通信学会編（新版聴覚と音声）, 1-72, コロナ社（1980）
55) 城戸健一（編著）：基礎音響工学, コロナ社（1999）
56) J. P. Kelly : Hearing, In E. R. Kandel, J. H. Schwartz and T. M. Jessell（ed.）: Principle of Neuroscience, Appleton & Lange, Norwalk（1991）

482-499.

57) F. Ratliff and H. K. Hartline: The responses of *Limulus* optic nerve fibers to patterns of illuminations on the receptors mosaic, *J. Gen. Physiol.*, 42, 1241-1255 (1959)

58) M. Kotani, Y. Ueda, K. Akazawa and T. Kanagawa: Detection of surging sound with wavelet transform and neural networks, *IEICE Trans. Inf. & Syst.*, E 81-D, 329-335 (1998)

59) 河野真久：生体計測と処理技術, システムと制御, 20, 27-38 (1976)

60) J. G. Linvill and J. C. Bliss: A direct translation reading aid for the blind, Proceedings of the IEEE, 54, 41-52 (1966)

61) E. F. MacNichol: Molecular Structure and Functional Activity of Nerve Cells. Washington, Amer. Inst. Biol. Sci. (1956)

62) J. H. Martin: Coding and processing of sensory information, In E. R. Kandel, J. H. Schwartz and T. M. Jessell (ed.): Principle of Neuroscience, Appleton & Lange, Norwalk (1991) 329-340.

63) 真島英信：生理学, 47-72, 文光堂 (1978)

64) 中井謙太：遺伝子スイッチのコントロール, 遺伝子情報処理への挑戦 (星田昌紀(編)), 65-79, 共立出版 (1994)

65) 中野馨(編著)：ニューロコンピュータの基礎, コロナ社 (1990)

66) 中田和男：音声の高能率符号化, 森北出版 (1986)

67) 日本色彩学会(編)：新編色彩科学ハンドブック, 東京大学出版会 (1998)

68) 越智誠, 小谷学, 赤澤堅造：遺伝的アルゴリズムによる識別関数の進化的生成に関する検討, 計測自動制御学会論文集, 35, 1363-1369 (1999)

69) 大石末之：アマチュアをプロにする"手振れ防止"のテクニック, エレクトロニクス, 7月号, 31-34 (1994)

70) J. R. Phillips, K. O. Johnson and S. S. Hsiao: Spatial pattern representation and transformation in monkey somatosensory cortex. *Proc. Natl. Acad. Sci. U. S. A.*, 85, 1317-1321 (1988)

71) P. M. H. Rack and D. R. Westbury: The effects of length and stimulus rate on tension in the isometric cat soleus muscle, *J. Physiol.*, 204, 443-460 (1969)

72) R. F. Reiss: A theory and simulation of rhythmic behavior due to reciprocal inhibition in small nerve nets, Proc. AFIPS Spring Joint Computer Conf., 21, 171-194 (1962)

73) G. C. Rizzolatti, et al.: Functional organization of inferior area 6 in the macaque monkey. II. Area F 5 and the control of distal movements, *Exp. Brain Res.*, 71, 491-507 (1988)

74) D. E. Rumelhart, J. L. McCleland and the PDP Research Group: Parallel Distributed Processing, MIT Press (1986)

75) 齋藤秀昭:視聴覚系の神経機構, 視聴覚情報概論(樋渡涓二編), 207-225, 昭晃堂 (1987)

76) 境久雄:聴覚の心理, 音響工学講座6 聴覚と音響心理(日本音響学会編), コロナ社 (1978)

77) 三宮信夫, 喜多一, 玉置久, 岩本貴司:遺伝的アルゴリズムと最適化, 朝倉書店 (1998)

78) J. P. Segundo, D. H. Perkel, H. Wyman, H. Hegstad and G. P. Moore: Input-output relations in computer simulated nerve cells, *Kybernetik*, 4, 157-171 (1968)

79) T. J. Sejnowski and C. R. Rosenberg: Parallel networks that learn to pronounce English text, *Complex Systems*, 1, 145-168 (1987)

80) 丹治順:運動関連領野と運動プログラミング, 脳とニューラルネット(甘利俊一, 酒田英夫(編)), 203-217, 朝倉書店, (1994)

81) 塚原仲晃:脳の可塑性, 紀伊国屋書店 (1988)

82) N. Tsukahara and Y. Fujito: Physiological evidence of formation of new synapses from cerebrum in the red nucleus neurons following cross-union of forelimb nerves, *Brain Res.*, 106, 184-188 (1976)

83) 津山直一：運動支配様式の可塑性（末梢神経・筋機能の転換），神経進歩, 25, 1288-1294 (1981)

84) 戸川達男：生体計測とセンサ, コロナ社 (1986)

85) R. L. Wegel and C. E. Lane : The auditory masking of one pure tone by another and its probable relation to the dynamics of the inner ear, *Physiol. Rev.*, 23, 266-285 (1924)

86) B. Widrow and M. A. Lehr : 30 years of adaptive neural networks : Perceptron, Madaline, and back propagation, Proceedings of the IEEE, 78, 1415-1442 (1990)

87) 吉田, 奥野, 赤澤, 加藤, 松村, 西原：手の運動機能を取り入れたデジタル方式による筋電義手の開発, バイオメカニズム 12, 293-301, 東京大学出版会 (1994)

索引

■英数字
1次体性感覚野ニューロン　*112*
1次聴ニューロン　*133*
2音抑制　*136*
2次微分　*64*
2点しきい値　*45*

DNA　*144*
DOGフィルタ　*127*

EPSP　*50*

FA　*106*
FA I　*107*
FA II　*108*

IPSP　*50*
IT野　*122*

MST野　*123*
MT野　*123*
M細胞　*119*

Naチャネル　*34*

PSP　*50*
P細胞　*119*

RA　*106*
RGB　*118*
RNA　*145*

SA　*107*
SA I　*108*
SA II　*108*

V1野　*119*

X線CT　*15*
X線吸収係数　*16*

α運動ニューロン　*60,87,93*
γ運動ニューロン　*97*

■あ
アクチュエータ　*81*
アクチン　*83*
圧電素子　*91*
アニメーション　*115*
アミノ酸　*143*
アルキメデス　*142*

イオンチャネル　*31*
イオン濃度　*31*
イオンポンプ　*31*
位置制御　*100*
遺伝暗号　*146*
遺伝子　*147*
遺伝情報　*143, 147*
　の発現　*146*
遺伝的アルゴリズム　*149*
遺伝的操作　*150*
医用工学　*3*
医用生体工学　*4*
インピーダンス　*27*

ウイーナ　*3*
ウェーバー・フェヒナーの法則　*45*
ウェーブレット変換　*139*
運動サーボ　*96*
運動単位　*87*

運動プログラム　　101
運動野　94
運動野ニューロン　　101

塩基　146
エンコーダ　38
遠心性　5
延髄　66

音　135
オフ型　43
オプタコン　112
オフ中心型受容野　119
音圧　135
音圧レベル　135
オンオフ型　43
オン型　43
音源定位　136
音声　137
オン中心型受容野　118

■か
階層構造　93
外側膝状体　120
海馬　74
ガウシアンフィルタ　126
顔　123
顔画像　128
蝸牛　131
学習　71, 75
学習則　76
カクテルパーティ効果　137
仮現運動　113, 125
重ね合わせの関係　26
形　121
可聴範囲　135
滑走説　83
活動張力　84
活動電位　32
カテゴリー　55
カブトガニ　63
過分極　32
ガボール関数　127
ガラス毛細管電極　32
ガルバーニ　2
感覚　39
　の強さ　44

　の投射　45
感覚器　40
感覚神経線維　42
感覚レベル　135
眼球運動　7
関節角度　85
関節の屈曲・伸展　96
杆体　118
感体　46
記憶　71, 74
記憶素子　59
機械的受容器　104
義手　102
基底膜　131, 132
機能円柱　110
求心性　5
強縮　84
局所電流　35
筋　81
筋節　82
筋線維　87
筋電図　88
筋紡錘　96

空間周波数　123
空間正弦波パターン　123
空間フィルタ　126
群化　126

形式ニューロンモデル　53
形状　112
形状記憶効果　81
ゲート　31
結合荷重　54
ゲノム　148
腱器官　97
検出感度　97

工学センサ　40, 46
交叉　150
後索核　108
後索路　109
高次運動野　101
恒常性　9
酵素　143
後頭葉　67

興奮性シナプス後電位　50
興奮の伝導　35
誤差逆伝搬法　76
鼓膜　131
コラム構造　121
コントラスト　123
コンピュータ　68

■さ
最急降下法　77
サイズ　61,87
サイズ・プリンシプル　88
彩度　124
サイバネティクス　3
細胞外液　31
細胞膜　30
細胞膜モデル　35
雑音　18
差動増幅　19
三色説　124
視覚情報処理　116
視角の多チャネル理論　123
時間差　133
時間-振幅取引き　136
磁気　37
しきい値　33,88
色相　124
色度図　125
識別関数　55
軸索　49
刺激閾　44
視床　66
耳小骨　131
姿勢制御　98
自然長　84
シナプス　50
シナプス荷重　54
シナプス結合の可塑性　72
シナプス後電位　50
シナプス前制御　51
シナプス伝達の可塑性　72
シナプスの可塑性　70
シミュレーション　23
尺度構成法　44
写像　108
収縮要素　85,89

収束　60
周波数同調曲線　134
主観的輪郭　122
樹状突起　49
出力関数　54
受容器　40
受容器電位　42
受容細胞　40
受容野　43,118
順応　45
焦点調節　117
小脳　66
小脳皮質　74
情報伝達量　113
情報の変換　108
上腕筋　88
触圧覚　105
自律神経系　7
進化論的計算論　149
真空管　48
神経回路　60
神経活動　111
神経細胞　49
神経終板　88
神経伝達物質　50
神経のつなぎ換え　72
人工筋　90
人工生命　151
信号対雑音比　22
人工の手　102
伸張反射　98
振動刺激　105
心理物理学　44

水琴窟　130
錘体　118
スティフネス　95
ステレオ放送　136
スペクトル　138

正円窓　131
静止電位　31
生体計測システム　17
生体工学　4
生体情報　18
赤核　73
脊髄　65

索引　167

積分筋電図　89
絶対不応期　33, 51
全極型　138
線形しきい値素子モデル　54
染色体　146
選択　150
前庭器官　6
前庭動眼反射　5
前頭葉　67
線分　121

双極誘導　20
相互結合　62
相互結合型　79
相対不応期　33
相反抑制回路　62
速順応　106
側頭葉　67
側抑制　60, 63

■た
第1次運動野　94
苔状線維　74
体性感覚野　109, 110
体性神経系　7
大脳基底核　66
大脳皮質　67
たたみ込み積分　65
脱分極　32
探索電極　36
単収縮　84
単純型細胞　120
弾性　95
断層像　16
担体　34
タンパク質　143

知覚　39
遅順応　107
中心窩　117
中脳　66
調音器官　137
超音波　21
聴覚系　130
長期増強　74
丁度可知差異法　44
直列弾性要素　85

テクスチャ　112
手ぶれ補正　4
電気二重層　36
電極　18
転写　145
伝導速度　35, 49

透過性　30
登上線維　74
頭頂葉　67
動物電気　2
特徴周波数　134
突然変異　150
ドップラー効果　21

■な
二重らせん構造　144
ニューラルネットワーク　75
ニューロコンピュータ　75
ニューロン　49
認知　39

音色　135
熱定数　85

脳幹　65
脳磁図　37
脳の可塑性　71

■は
パーセプトロン　56
パターン認識　55
パチニ小体　105
発音　78
発音記号　78
発芽　72
バックプロパゲーション　76
発散　60
発射周波数　87
反対色　119
反対色説　124

光　20
非線形性　10
ピッチ　135
非定常　139
ヒトゲノムプロジェクト　148

ヒューマンインターフェース　12
表色法　124
ヒラメ筋　85
疲労　87

フィラメント　82
フォルマント周波数　139
負荷-速度関係　85
複雑型細胞　121
複製　143
フグ毒　34
符号化　42
フリップフロップ　59
プルキンエ細胞　74
分解能　140

平均応答法　22
平衡点仮説　101
ヘブの学習則　57, 75
弁別閾　44, 113

方位選択性　121
歩行サイクル　99
歩行リズム　62
ホップフィールド　79
ホメオスタシス　9
翻訳　146

■ま
マイスナー小体　105
マウス　38
膜タンパク質　30
膜電位　31
マスキング　135

ミオシン　83

明度　124
メカノケミカル系　90
目領域検出　128
メルケル受容器　105

網膜　117
網膜神経節細胞　119
モデル　23

■や
柔らかさ　92

遊脚相　100
有髄線維　49
有毛細胞　132, 133

抑制性シナプス後電位　50

■ら
リズム現象　10
立脚相　100
輪郭知覚　126

ルフィニ終末　105

連想記憶　79

■わ
わたり　139

【著者紹介】

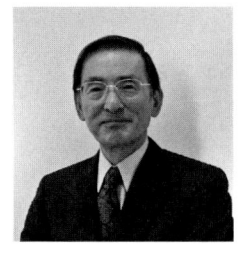

赤澤堅造（あかざわ・けんぞう）工学博士

- 1943 年　倉敷に生まれる
- 1965 年　大阪大学工学部電気工学科卒業
- 1971 年　大阪大学大学院博士課程修了
　　　　　大阪大学工学部助手，講師，助教授
　　　　　を経て，
- 1990 年　神戸大学工学部教授
- 2000 年　大阪大学大学院工学研究科教授
- 2006 年　大阪大学名誉教授
　　　　　大阪工業大学工学部教授（～2013年）
- 2013 年　社会福祉法人希望の家 先端応用音楽
　　　　　研究所長（宝塚）
　　　　　現在に至る

【バイオメカニズム・ライブラリー】
生体情報工学

2001 年 4 月 30 日　第 1 版 1 刷発行	ISBN 978-4-501-32180-2 C3050
2024 年 2 月 20 日　第 1 版 11 刷発行	

編　者　バイオメカニズム学会
著　者　赤澤堅造
　　　　ⓒSociety of Biomechanisms Japan 2001

発行所　学校法人 東京電機大学　〒120-8551 東京都足立区千住旭町 5 番
　　　　東京電機大学出版局　Tel. 03-5284-5386（営業）03-5284-5385（編集）
　　　　　　　　　　　　　　Fax. 03-5284-5387　振替口座00160-5-71715
　　　　　　　　　　　　　　https://www.tdupress.jp/

JCOPY ＜(一社)出版者著作権管理機構 委託出版物＞

本書の全部または一部を無断で複写複製（コピーおよび電子化を含む）することは，著作権法上での例外を除き禁じられています。本書からの複製を希望される場合は，そのつど事前に(一社)出版者著作権管理機構の許諾を得てください。また，本書を代行業者等の第三者に依頼してスキャンやデジタル化をすることはたとえ個人や家庭内での利用であっても，いっさい認められておりません。
［連絡先］Tel. 03-5244-5088, Fax. 03-5244-5089, E-mail：info@jcopy.or.jp

印刷・製本：新灯印刷(株)　　装丁：右澤康之
落丁・乱丁本はお取り替えいたします。　　　　　　　　　　Printed in Japan